那些爸妈不敢提的事儿

朱大萍 绘

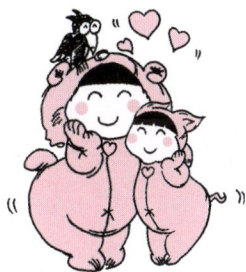

向涂老鸦和天堂的熊顿姐姐致敬!

南京大学出版社

序

推荐自己女儿的书总会有一种自豪又愧疚的心情纠结其中，此刻女儿就在我的身边嘟囔着："嗨！小董，千万不要写成检讨书哦！"（一脸狡猾的表情）

回归正题，在普通人眼里，我也许是一位成功的女性，但作为母亲来说，我的确是一个极其不称职的妈妈。我们非常爱自己的女儿，从小娇惯纵容，生怕她受一丁点儿委屈。我们把所有的心思都倾注在女儿平时的吃穿用住上，在女儿成长发育的细节上我们却关心甚少，甚至避而不谈。

我们都出生在20世纪60年代，家中姊妹兄弟众多。在普遍贫穷的环境下，知识匮乏的父母亲对我们这一代的教育更是无从谈起，即使我们女孩儿来月经时，母亲也无法对我们进行正确的引导和帮助，我们只能偷偷地跟其他已成年的女孩儿相互交流来获取并不恰当的处理经验。

就这样，我们依然不自觉地沿用了上一代的被动教育方式来继续着下一代的"性教育"。在女儿的成长过程中，我并没有对孩子的成长发育进行正确的指导和帮助，更可怕的是从女儿上中学开始，我曾一度紧张地跟在她后面，回家后还偷偷翻看她的书包和日记，生怕她有什么秘密或者交了什么朋友是我这个做母亲所不知晓的。现在想想，那时在面对女儿成长的过程中，一个母亲的心竟变得如此敏感和不知所措。

想想看，现在的孩子几乎都是独生子女，她们没有兄弟姊妹，她们只能在同学之中选择朋友，很多不愿意跟父母交流的事情都顺理成章地在同学之间进行了。如果我们总用过去的老一套来管教她们，反而会迫使她们离我们越来越远，父母和孩子之间的迟疑、困惑自然也会越来越多。

其实，我们作为父母就要和孩子心贴心地交流，用平等、关心、爱护的心境去引导帮助她们，希望这本《那些爸妈不敢提的事儿》可以帮助年轻的家长们运用更加有趣的方式对孩子们进行"性教育"，最后谢谢大家对我女儿的支持和鼓励！

小董

2013年11月

目录

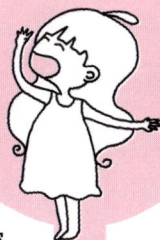

我从哪里来

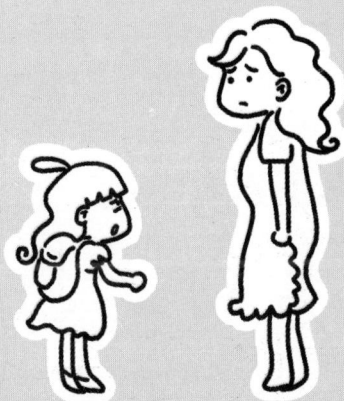

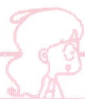

终于轮到我了！真是"天网恢恢疏而不漏"呐！

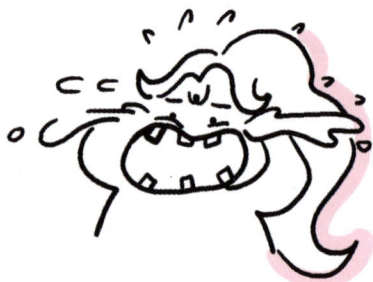

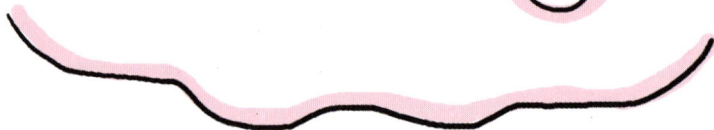

妈妈，我是从哪里来的？

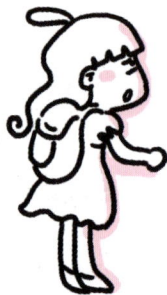

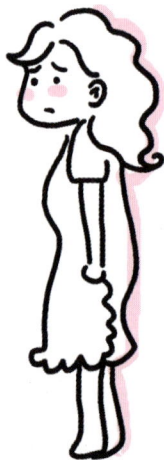

　　上述情况相信很多家长朋友都遇到过吧！还没遇到的不要着急，宝宝很快就要问你啦！嘿嘿，正所谓天底下没有不好奇的宝宝，想想咱们小时候，其实也被老爸老妈骗得好惨。

[从胳肢窝掉出来的]

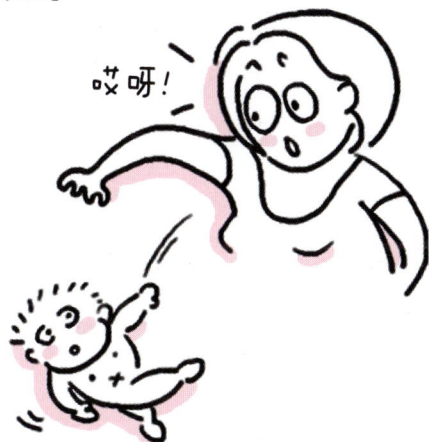

哎呀！

[被洪水冲来的]

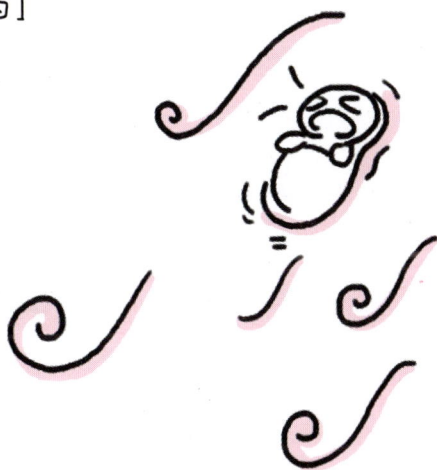

其实最惨的还是从垃圾堆里捡来的。据说大多数的父母都跟孩子这么说，你们太狠了。

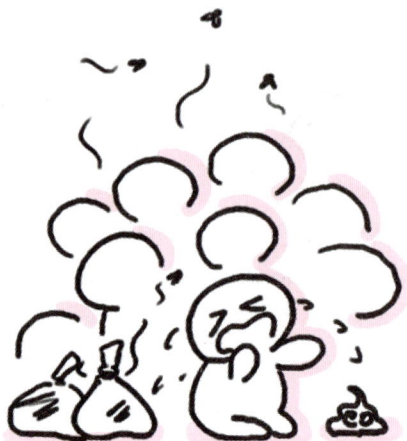

而且，这样的说法会给孩子造成心理阴影，非常容易产生自卑、孤僻以及不可预知的后果。

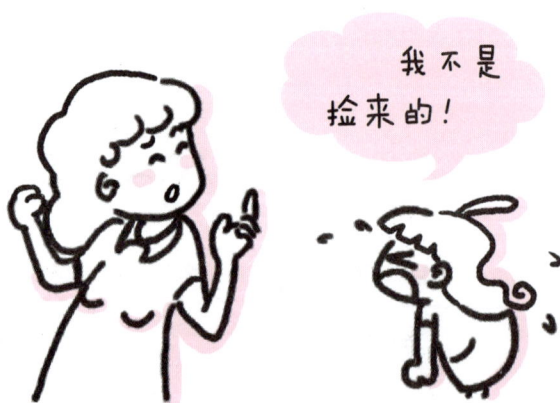

我不是捡来的！

话说小凸我也算是垃圾堆家族中的一员，小时候自从明了自己的归属之后，便在垃圾堆附近日夜蹲守，想看看自己的亲妈来没来找我。以下为脑补图：

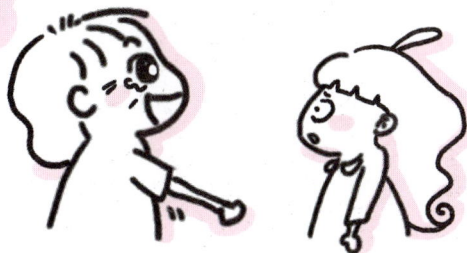

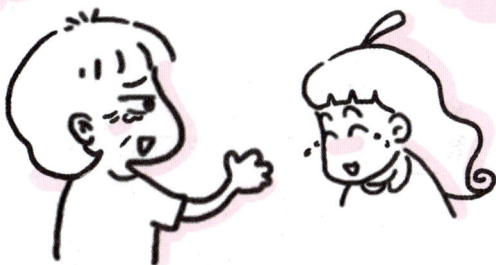

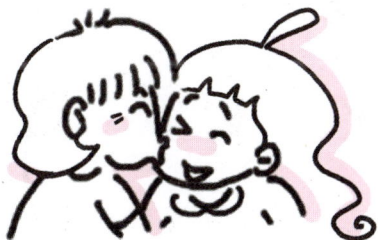

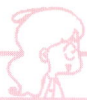

小凸大夫第一次出场……

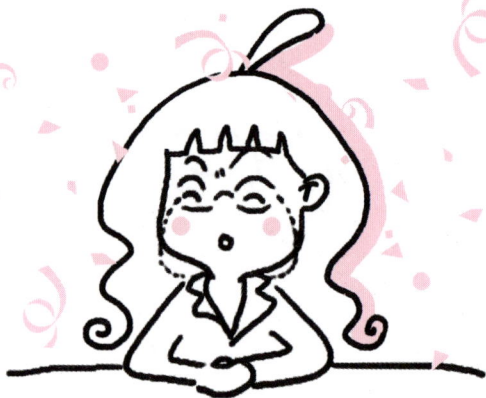

下面，我就给小朋友们讲讲你们到底是怎么来滴。

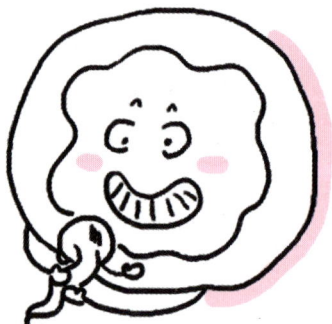

好大的个头儿！

简单来说，正确答案是精子和卵子的结合。

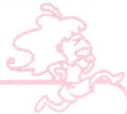

首先，让我们来认识下人体的生理结构。

女性（妈妈）

隆起的
胸部

阴毛
阴部

在妈妈的身
体里有个卵巢。

卵巢　　卵子MM

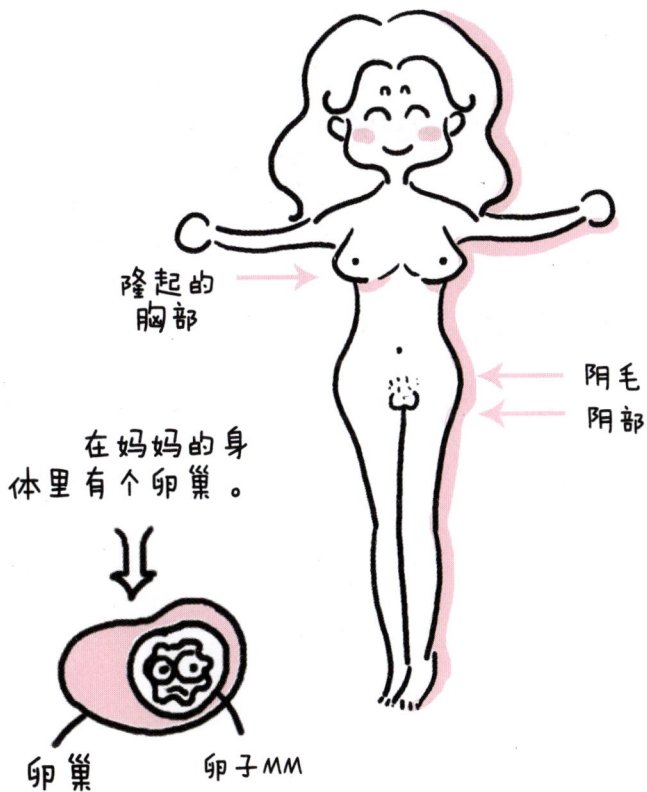

我一个人
好寂寞呀！

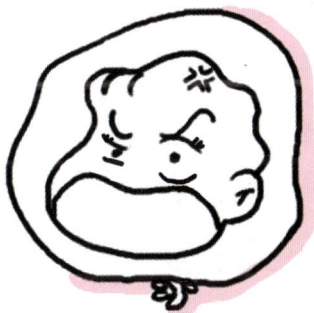

男性（爸爸）

平坦的
乳房

阴毛

阴茎

阴囊
（睾丸）

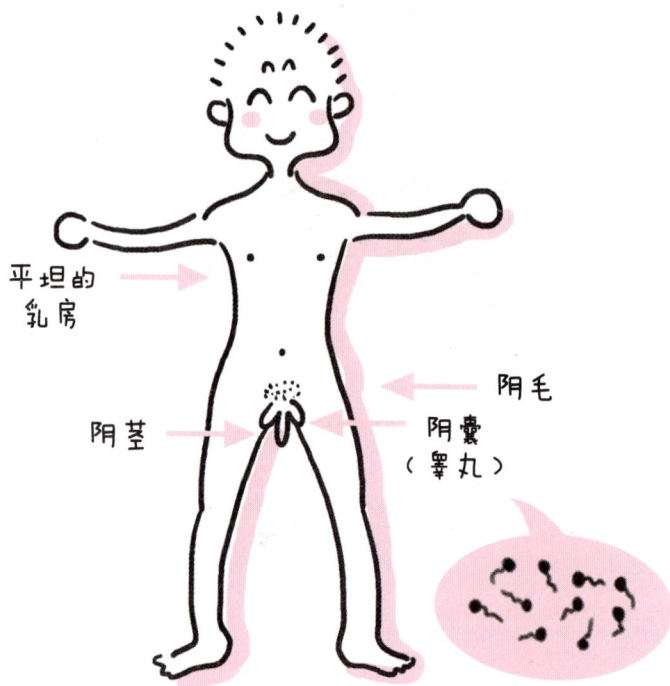

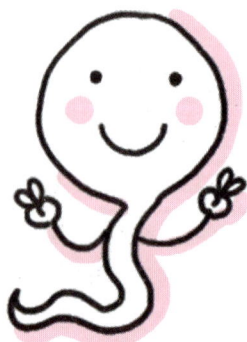

卵子MM
我马上就来找
你玩喽！

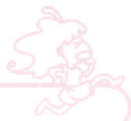

有三亿多个小精子一起生活在爸爸的身体里。

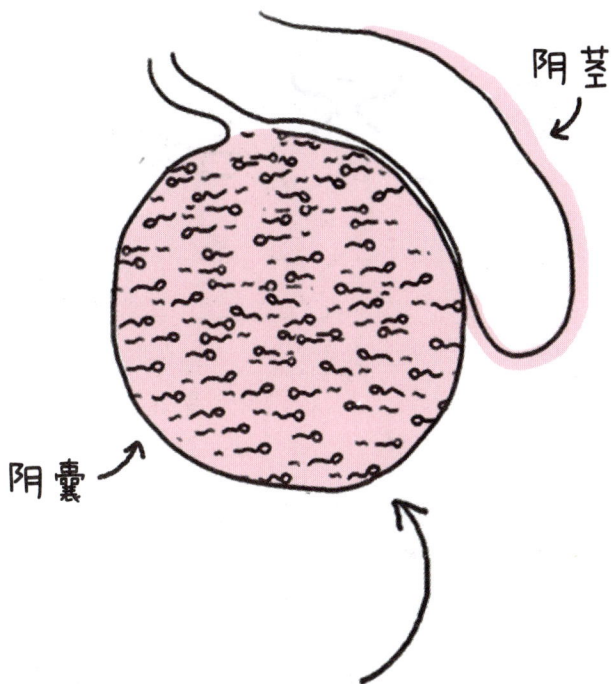

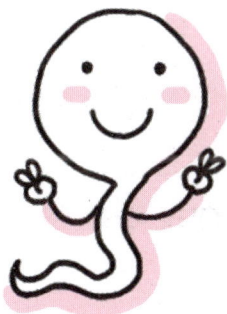

阴茎

阴囊

在这三亿的小精子中
有一个叫小A的小精子。

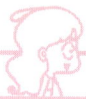

小A是个做事情特别认真的孩子，它学习特别刻苦。

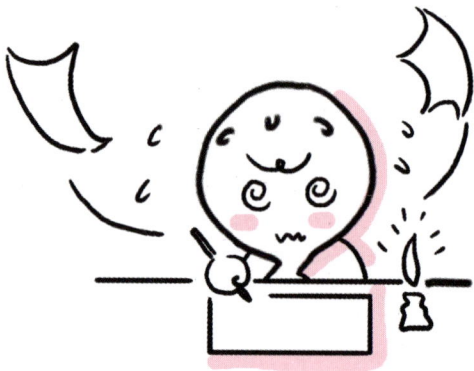

可它的成绩却一直就很不理想。

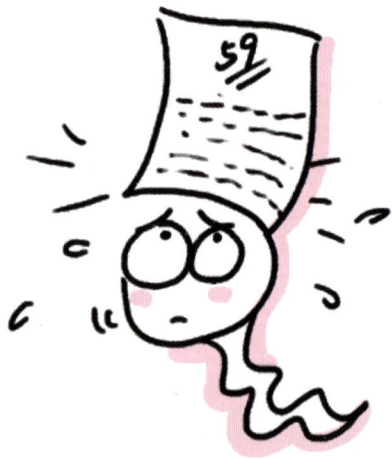

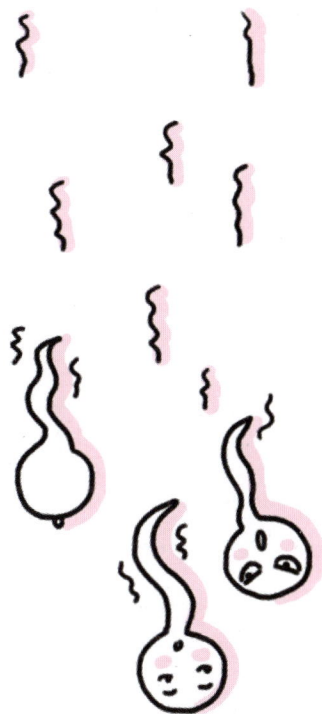

不过，小A却是个游泳高手。

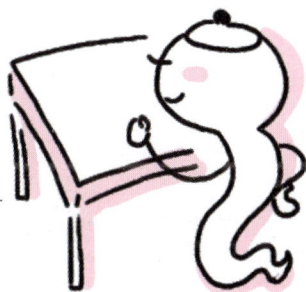

而且，它还喜欢画图。

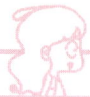

有一天，它们被通知去往一个秘密花园。如果谁先到达终点，谁就能幸运地和卵子MM永远在一起。

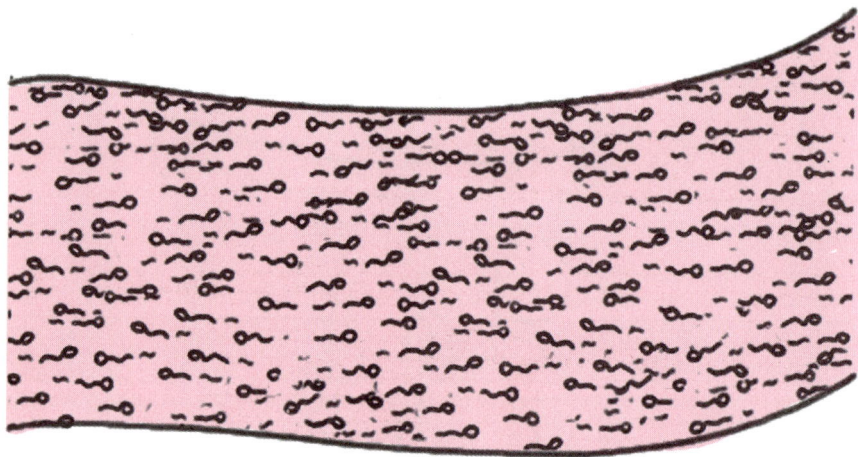

小A混在密集的精子之中，它带着自己绘制的路线图拼命地向前游、向前游。仿佛它这一生都是为了实现这个梦想。

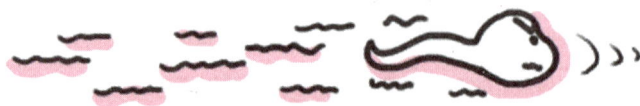

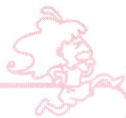

【爸爸的身体示意图】

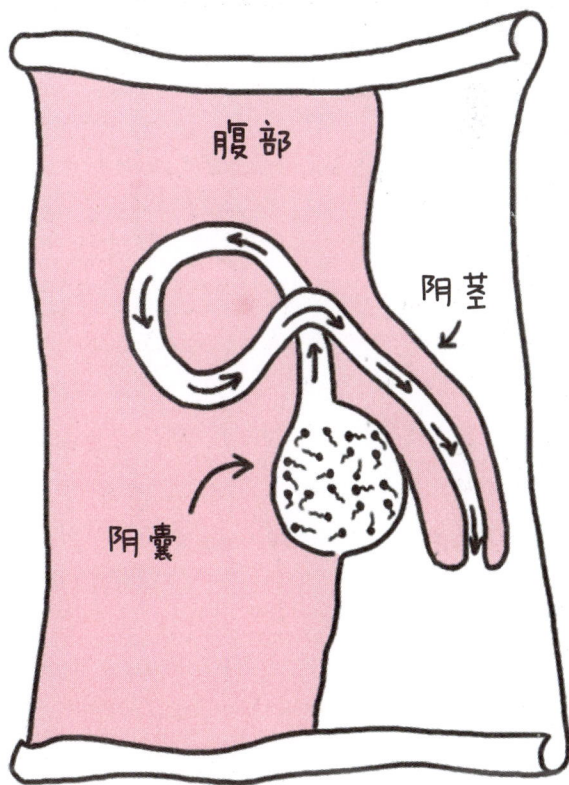

腹部

阴茎

阴囊

【妈妈的身体示意图】

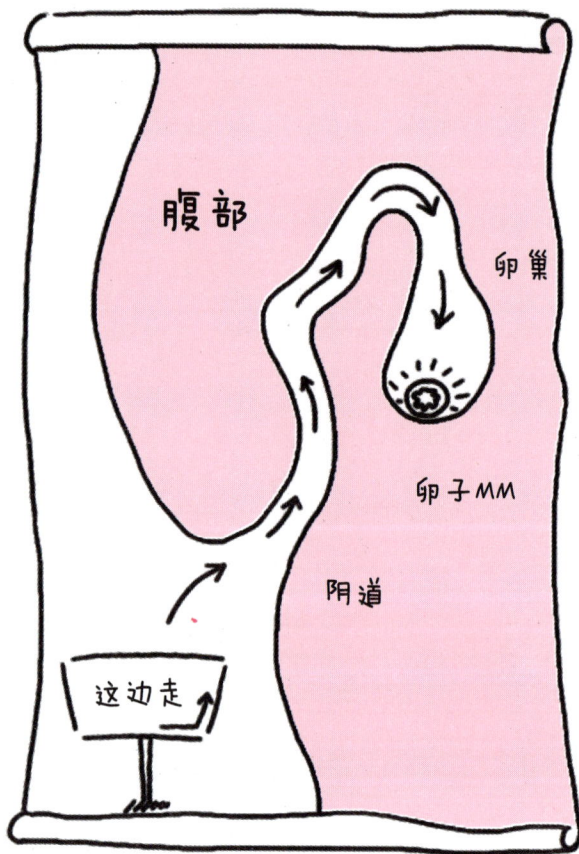

腹部

卵巢

卵子MM

阴道

这边走

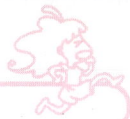

小A一路上跋山涉水

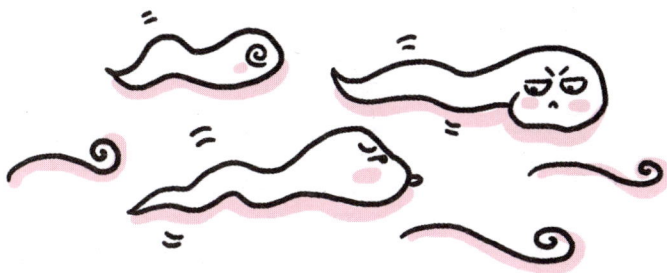

也曾经历尔虞我诈

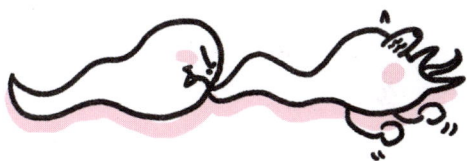

也曾经历坚强勇敢

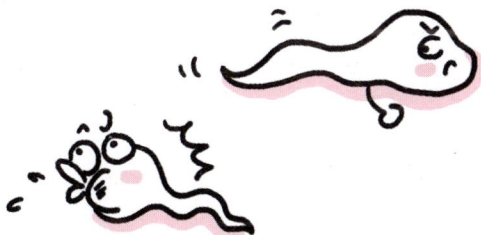

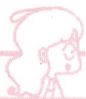

最终，小A凭借自己的聪明智慧和坚强意志赢得了这场比赛。它是真正的冠军哦。

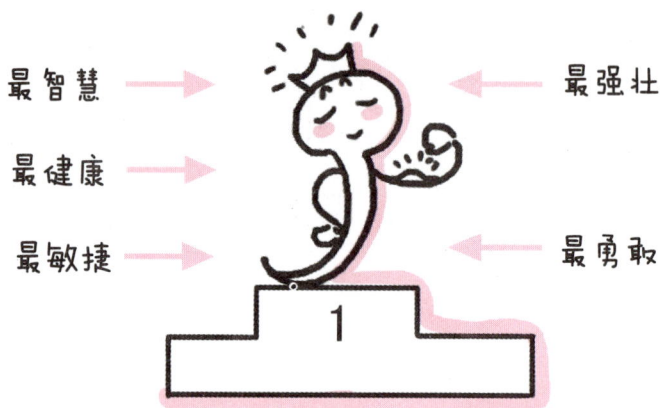

最智慧 →　　　　　← 最强壮

最健康 →

最敏捷 →　　　　　← 最勇敢

1

小朋友们，咱们未出生前就赢得了人生的第一场比赛哦，因此我们要相信自己永远是最棒的！

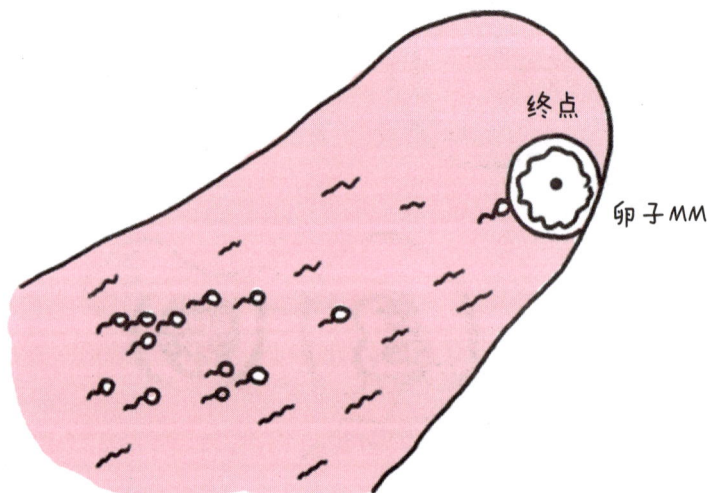

终点

卵子MM

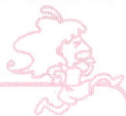

而小精子也最终收获了它的幸福——精子和卵子结合了。

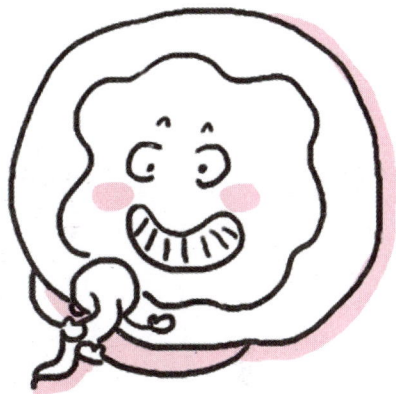

卵子和精子结合后不断分裂，渐渐形成胎儿。

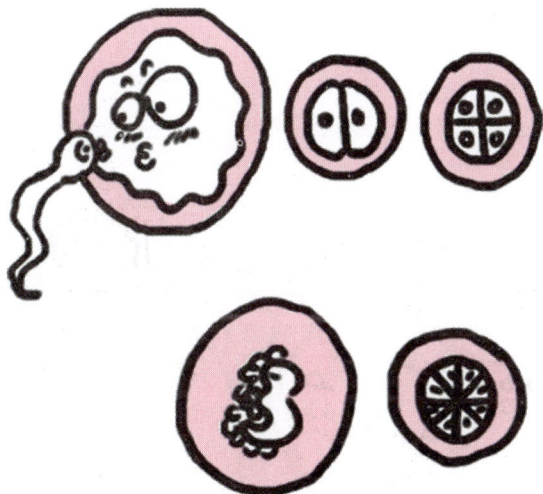

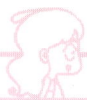

胎儿在妈妈的子宫里生长，妈妈的肚子慢慢地大了起来。

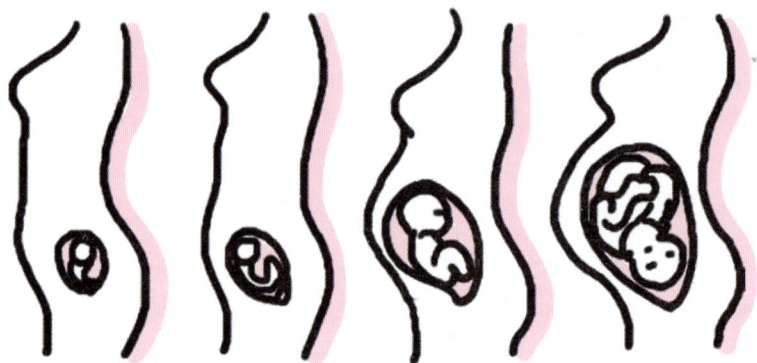

妈妈的"苦难"就此拉开序幕。

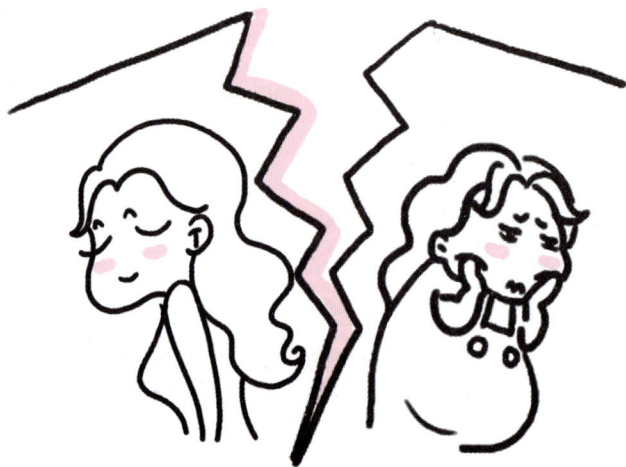

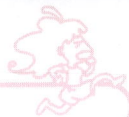

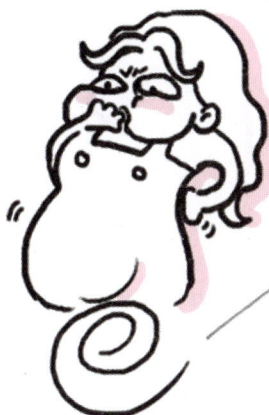

哇，忍不住啦！

【恶心呕吐】

这回是去嘘嘘啊！

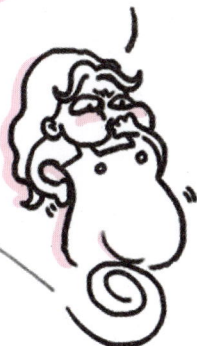

【尿频尿急】

头晕目眩

皮肤变差

乳房胀痛

月经停止

下腹胀痛

容易疲倦

腰酸背痛

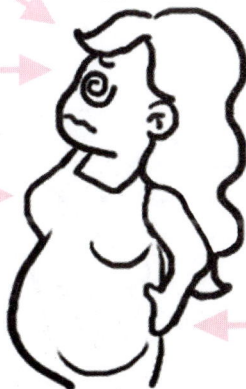

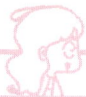

在等待了十个月以后，就到了宝宝出生的时间了。妈妈会被送到医院，医生会将宝宝从妈妈的肚子里取出来。

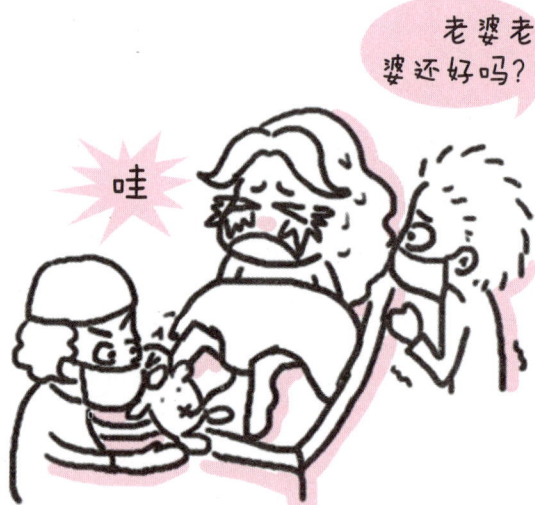

母亲分娩时的疼痛是常人无法想象的。医学上所讲的疼痛程度有些太专业，也不利于小朋友们理解。我们通过举一些例子，让大家对疼痛程度能有个初步的认识。虽然不一定科学，但是有一定的指导意义。

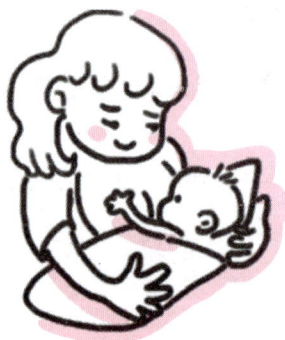

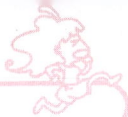

疼痛等级表

（只供参考）

1. 不引人注意的痛，如蚊虫叮咬。

2. 刚刚注意到的疼痛，如打麻药做手术。

3. 很弱的痛，被小刀划伤。

4. 弱痛，如被人用巴掌打身上。

5. 轻度痛，如撞门上或被门夹了一下。

6. 中度痛，如饮食不洁引发的肠胃炎。

7. 强痛，如被棍棒殴打。

8. 剧烈痛，如女性痛经。

9. 很强烈的痛，如颈肩腰腿痛、神经痛。

10. 严重痛，如手指被割断。

11. 极剧烈的痛，如阑尾炎痛等内脏痛。

12. 难以忍受的痛，如分娩时的疼痛。

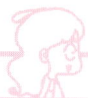

不管怀孕的过程受了多少磨难，也不管自己最终会变成何等摸样，每一个做妈妈的女人都是心怀欣喜和感恩等待着未来小宝宝的到来。这也许就是女人的"母爱"天性。在此，小凸向天下的母亲们致敬。

希望我的宝宝健健康康，我胖点没啥！

面部、眼部浮肿严重

身材臃肿

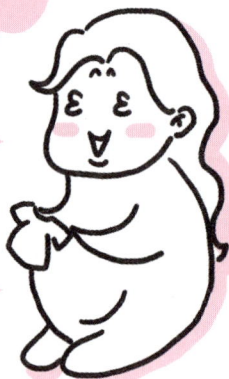

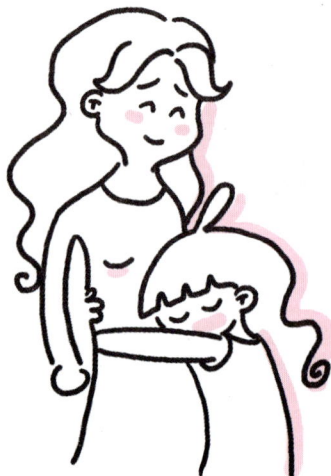

在此，小凸提议看到这篇漫画的朋友们都回去抱抱自己的妈妈，对她说一句"我爱你"。在自己过生日的时候，想想那天是妈妈的受难日。子欲养而亲不待。

谨记！谨记！

青春期之

[身体的变化]

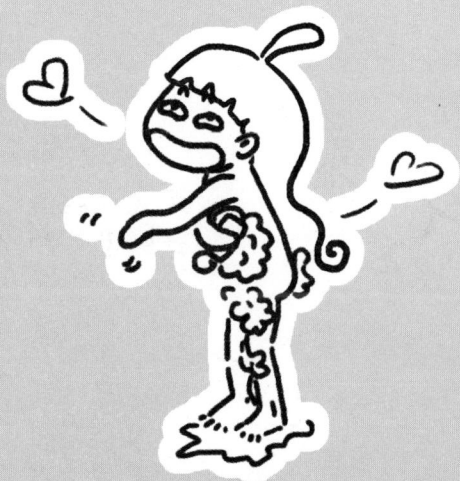

【乳房的变化】

有一天你照镜子时会发现乳头周围不断向外膨胀，也就是说：你的乳房开始发育了。这是性激素起作用的结果。

唉，怎么有小硬块的感觉呢？

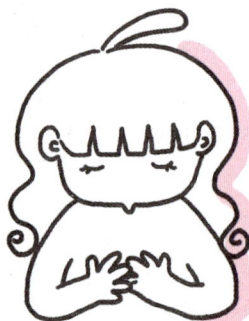

← 此为乳房

乳头和乳晕缓慢地但可以看出在长大。几年后，你的乳房会发育完全，它是女性身体的典型特征。

出现乳晕

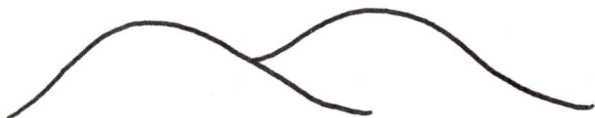

小贴士：乳晕会随着青春期的到来而变得更加明显。

下面教教小少女们佩戴文胸的方法。

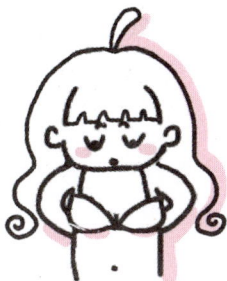

第一步，身体前倾一定角度，从背后将胸罩扣住。

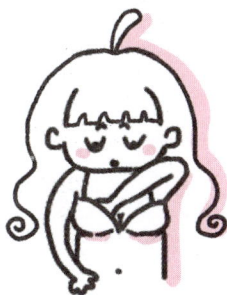

第二步，将胸部拢入胸罩内，使其舒适。

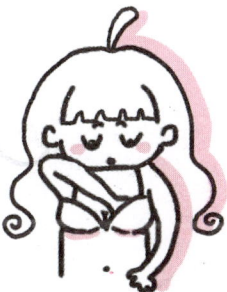

一般女孩长到16岁-18岁，胸部和乳房的发育接近成熟，可考虑佩戴文胸，以起到扶托乳房等作用。过早佩戴文胸不仅对正处于发育期的乳房不利，而且影响今后的乳汁分泌。

【 体毛的出现 】

青春期来临后，阴毛越长越茂密，两年后遮盖住整个阴部三角区。一些茸毛会一直延伸至肚脐。有的女孩大腿根也长出体毛，腿上的细毛也会变黑变密。

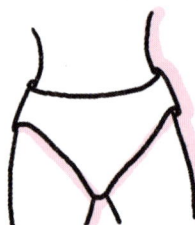

就在此位置

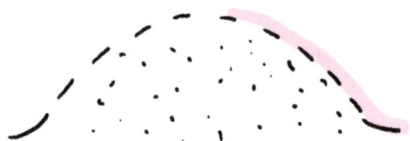

阴部的体毛可以防止身体热量的散失，可以阻止病菌、灰尘、小昆虫等侵入。

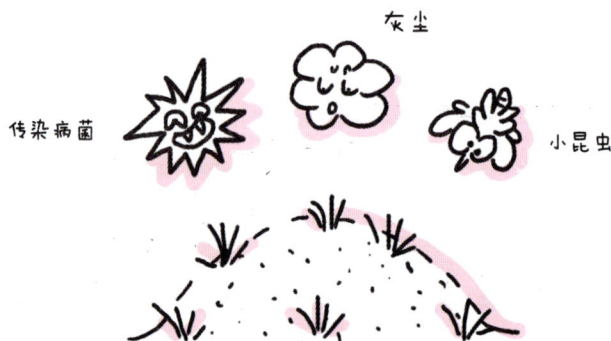

灰尘

传染病菌

小昆虫

随着体毛的出现，你会第一次有了女性害羞感。也许你小时候曾光着屁股在家里跑来跑去，但现在你绝不会那么做了！

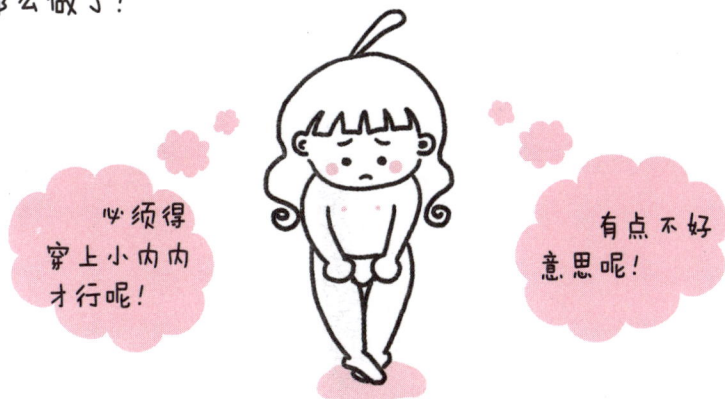

必须得穿上小内内才行呢！

有点不好意思呢！

腋下的体毛也是青春期的象征，儿时的你没觉得不穿衣服有什么可害羞的，这完全是一种自然的情感。害羞其实意味着想在好奇的目光、纠缠或不想有的亲昵行为前保护自己，按照自己的意愿去做，不为别人的取笑而生气。

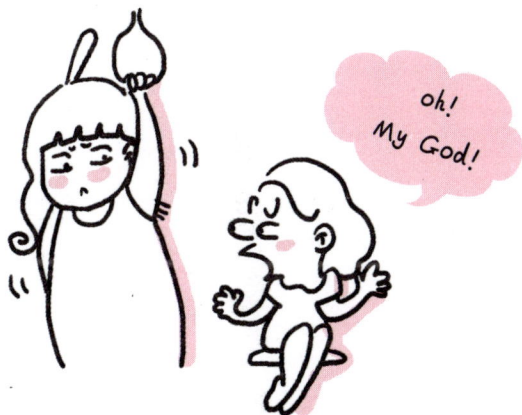

oh! My God!

小贴士：体毛的出现预示着"初潮"日期的临近哦！（当然不是所有女孩都这样哦！）

27

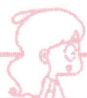

【青春美丽疙瘩痘】

青少年的皮肤通常是油性的，很容易形成油脂包，而油脂包会堵塞毛孔。

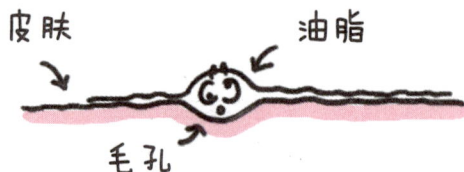

皮肤　油脂

毛孔

当这些油脂包变成硬点就形成了粉刺，毛孔周围的细菌引起皮肤发炎——就形成了痘痘。

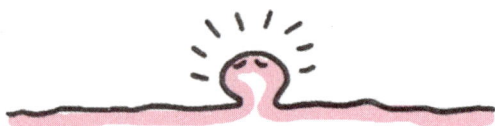

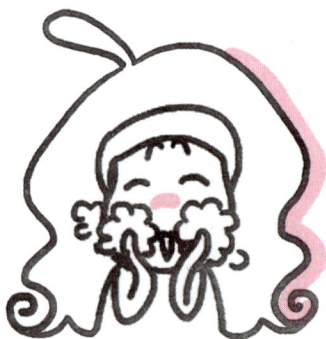

当你的脸正遭遇着痘痘（粉刺）时，你应该每天早晨，特别是每天晚上临睡前，彻底清洗脸部皮肤。洗脸时用不含油脂的洗面奶或洁面乳按摩几分钟后，用温水清洗。（冷温水交替洗脸会有收缩毛孔的功效哦！）

如果你属于抑制不住自己，总要挤压脸上小疱的女孩，为了避免炎症恶化或留下永久性疤痕，你应牢记以下几点注意事项：

如果痘痘破了，用无菌棉签清除脓性物质，并及时就医避免炎症扩散。

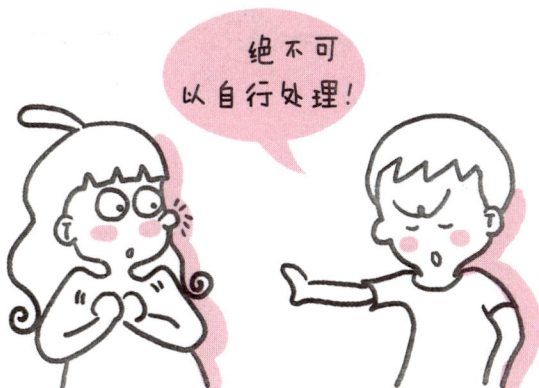

绝不可以自行处理！

如果痘痘没破，则应到医院找专业医生进行处理。自己绝不能随意处理，尤其是危险三角区。否则细菌就有可能会进入颅内，引起更严重的病症。

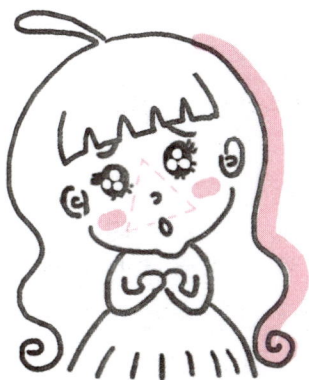

面部危险三角区，通常指的是两侧口角至鼻根所形成的三角形区域。

【饮食习惯】

美丽和苗条身材最重要的基础是正确的饮食方法。人感觉精力充沛，神清气爽，就会拥有好皮肤、好身材和好心情。

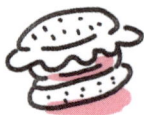 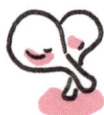 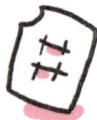

汉堡　　　　肉类　　　　甜食

巧克力、汉堡、炸鸡等都是高热量的食物，小朋友们要尽量少吃。

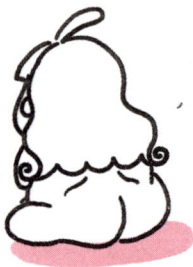

小凸自己就是这样的，可能是吃了太多零食的缘故。因此小朋友们不要太贪吃哈。

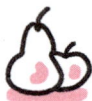 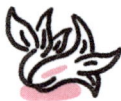 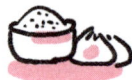

水果　　　　蔬菜　　　　谷类

水果、蔬菜和粮食制成的食物像新鲜全谷面包、面条和麦片含有你所需的全部营养物质。（重要的是不会长胖哦！）

30

如果你的主食是粮食、水果和蔬菜，就不会缺乏营养，而且也不会使胃部增加负担从而导致消化不良之类的病。

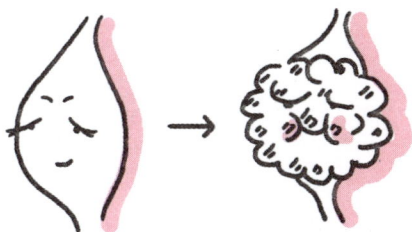

含糖量高的汽水，不但不能有效地解渴，而且会损伤人体的钙质。

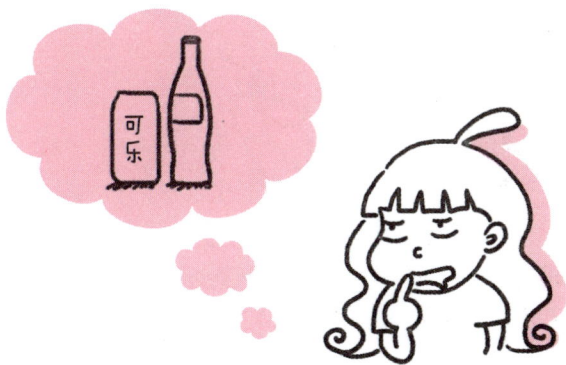

没任何添加剂的白开水才最健康。每天要喝适量的水哦！

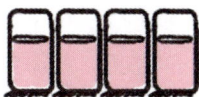

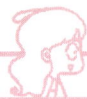

【甜食的诱惑】

爱吃甜食，不但对自己的牙齿有害，其实对心理也有影响。

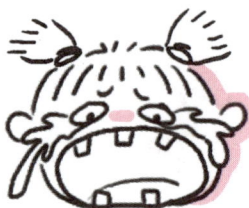

糖是酒精之外人们最常用来缓解紧张心情的食物。通过吃甜食来缓解和满足渴求或不安心理的习惯往往在孩童时期就有了。

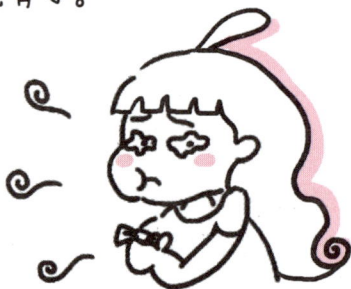

吃甜食时你也许会感到平静，被人赞赏或被人爱，糖果成了你的安慰剂。

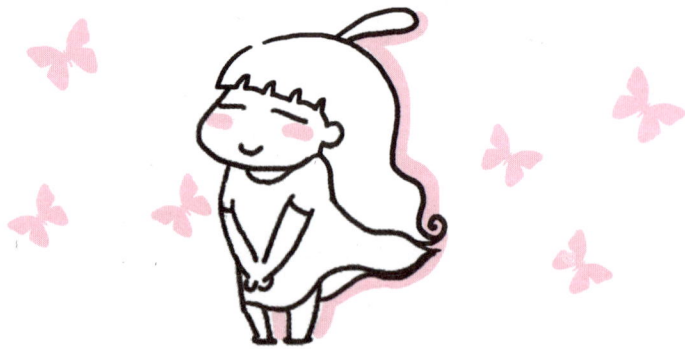

【阳光对皮肤有害吗？】

专家建议青少年最好不要在烈日下暴晒，因为暴晒造成的危害可能影响你一生。

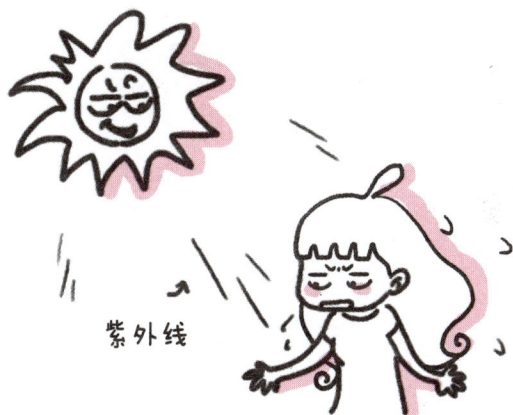

紫外线

即使你涂抹了很好的防晒霜，最多也只能暴晒15分钟至20分钟。如有粉刺，只能使用不含油脂的防晒霜。

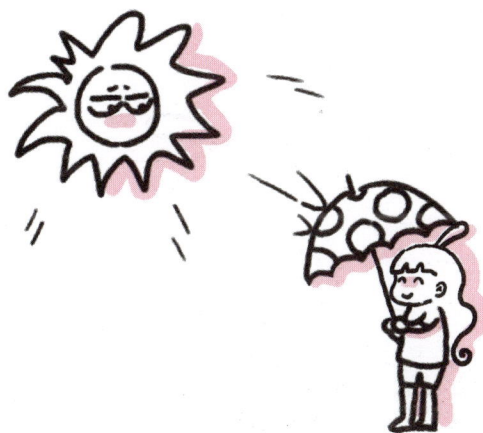

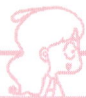

【注意自己身上的味道】

十二岁左右，腋下的汗腺开始工作。每天彻底地洗个澡是很必要的，除汗香皂有很好的作用。如果你的皮肤是敏感型的，最好使用不含酒精的香皂，不要使用有浓烈香味的香皂，因为这种香皂可能含有酒精，会让皮肤变红和有烧灼感觉。

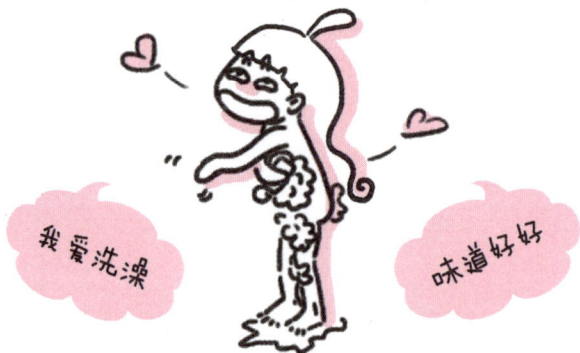

不去洗澡而想借助香水去除身上的汗味，是非常错误的做法。香水味和汗味一经混合，只会让人不舒服，很难闻，和你说话的人恨不能离你远些。

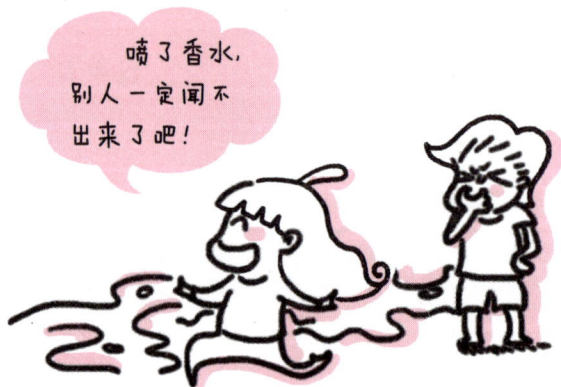

34

【你的第二张脸——手和指甲】

　　人们和你初识时，首先会看你的脸，然后目光下移落到你的手上。你的手是长是短，是宽是窄，是美是丑，都是天生的，无法选择。但对方会观察你的手是否经过护理。黑乎乎的手指和咬过的指甲肯定会给人留下不好的印象。

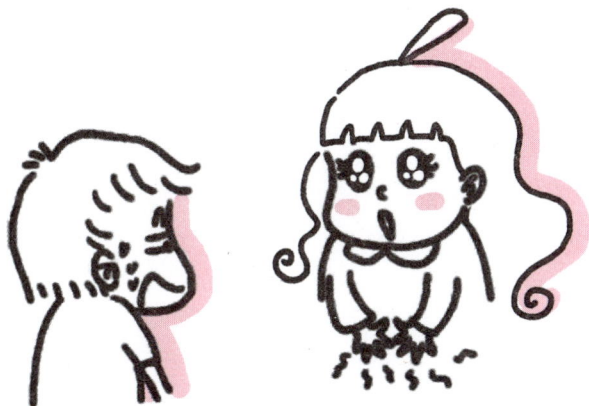

　　每天多洗几次手，至少用一次香皂。每周或两周一次修理一下指甲。首先用剪刀和锉刀将指甲修得长短整齐，再用专门的小剪刀或小钳子除去指甲周边的死皮，最后用香皂洗一遍手。如果你能定期修护指甲，就不会有指甲折断的现象。

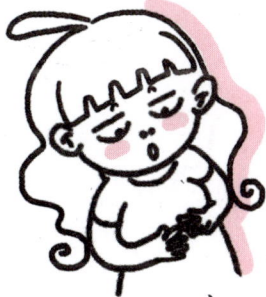

指甲刀

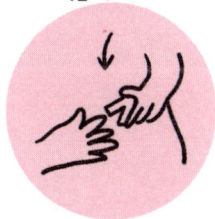

如果你爱咬指甲，那是你内心紧张不安的表现。内心情绪会在细小的行动上显示出来。为了克服爱咬指甲的坏习惯，你能做些什么呢？

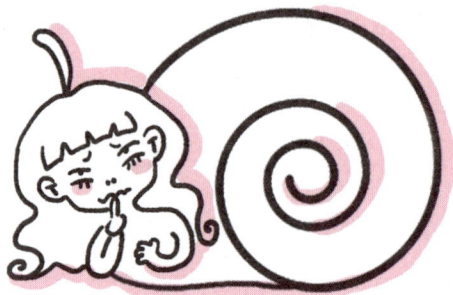

请求你的姐妹或其他和你关系密切的人注意你的举止，当你无意识地把手指往嘴边送的时候马上提醒你。

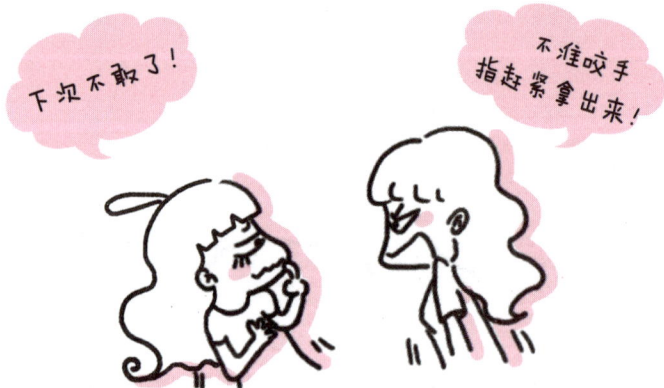

观察你自己！什么时候你不由自主地咬指甲？看电视时？读书时？做作业时？把你观察的结果记下来，有意识地克服。

【学会喜欢自己】

自孩提时起，女孩子就经常被人们评论是否漂亮和可爱。对于男孩子，人们更注重他们是否强壮。漂亮女孩能听到更多的肯定和赞美，很早她就懂得了外貌的重要性，任何事都没有外貌美重要。

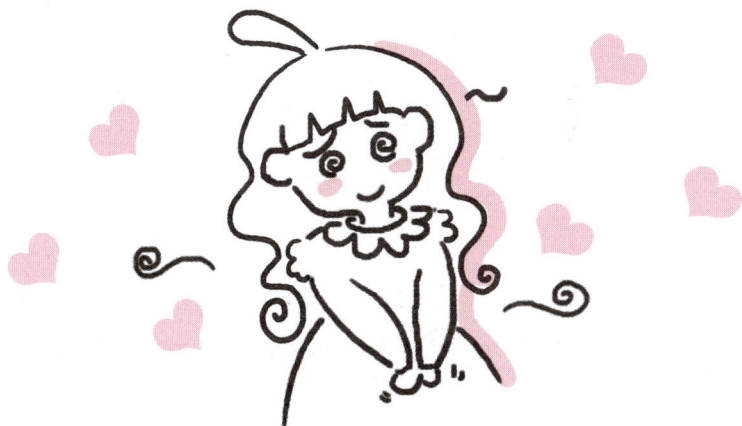

相反的，所有特别的人都被认为不好看，因为他们不符合社会规范中美的标准。

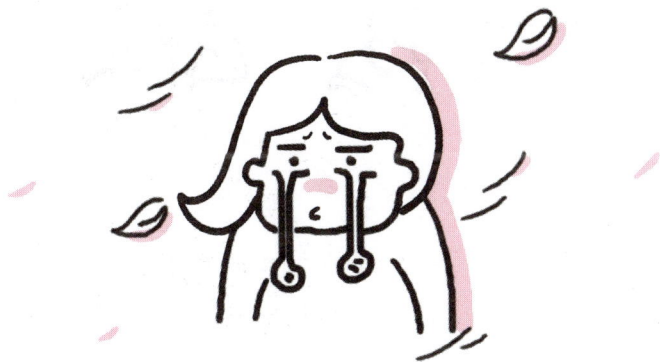

"丑陋"是我们通过学习知道的，而不是自己认识到的或害怕的东西。遗憾的是，这种错误的对丑陋的认识误导我们贬低别人的外貌。回想一下你是否伤害过不好看的人？

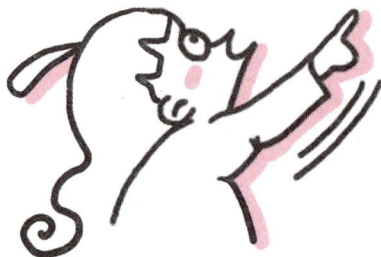

每个人都害怕自己给别人留下丑陋的印象，你肯定也是其中一个。这说明，人们应该谨慎地和别人打交道，不管是让你产生好感的人还是没有好感的人。

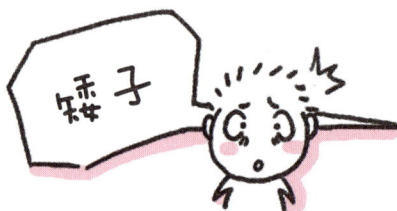

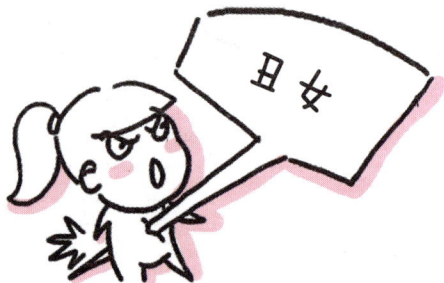

矮子

丑女

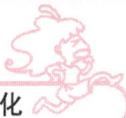

只有当年轻的女性觉得自己是美丽的并喜欢自己时，她才会光彩照人，并得到别人的肯定，这种肯定不再只定位在外表上。美是内在的东西，来自于你的笑容、你的神情和你的举止行为。

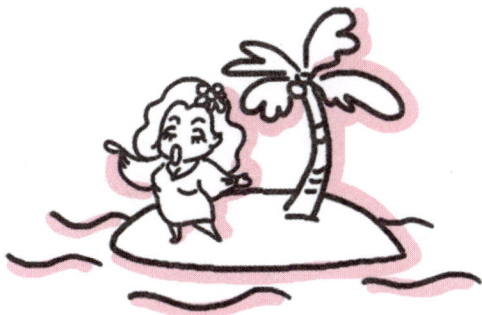

如果你尊重自己、爱自己、赞同自己，就能赢得别人的尊重和喜爱。每个人都是独一无二的，你也是！如果你有了这种意识，并由此形成了稳定的个体信念，你就不再会被击倒！

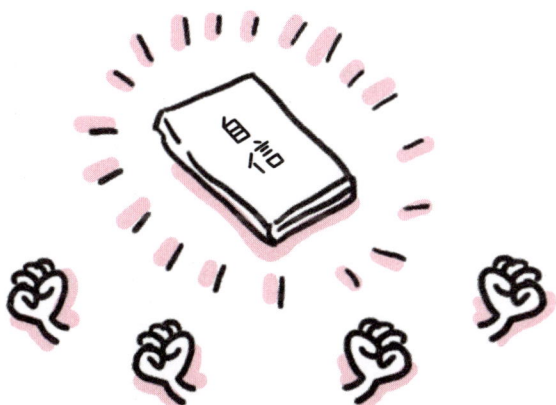

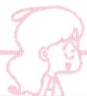

【青春期男孩身上发生了什么变化？】

男孩发育得比女孩晚1年－2年，是从十三四岁时开始，这个年龄的男孩比起同年级那些已很有女性特征的女孩来，显得还很孩子气。

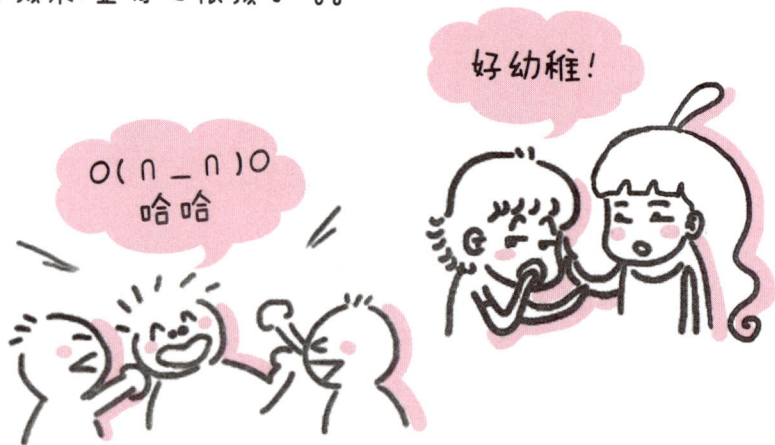

好幼稚！

O(∩_∩)O
哈哈

青春期男孩的心理矛盾和女孩相似。一方面他觉得自己比以前强大，另一方面又对离开无忧无虑的童年时代心存恐惧，不知前路在何方。他想证明自己，却不知如何去做。

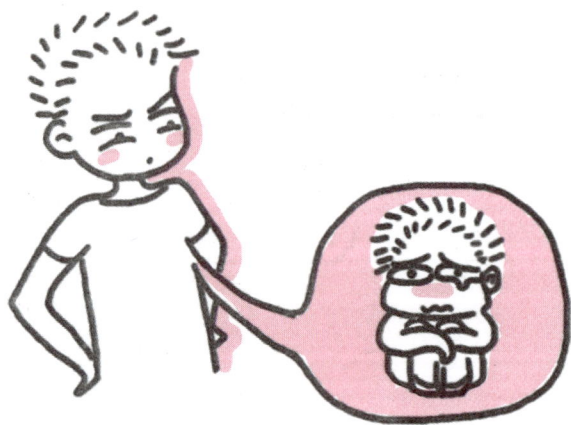

青春期男孩的身体发生了巨大的变化，性器官渐渐发育成熟，声音变得低沉，长出胡须、阴毛、体毛，体形发生变化：肩膀变宽，臀部变窄，肌肉变得强健有力。

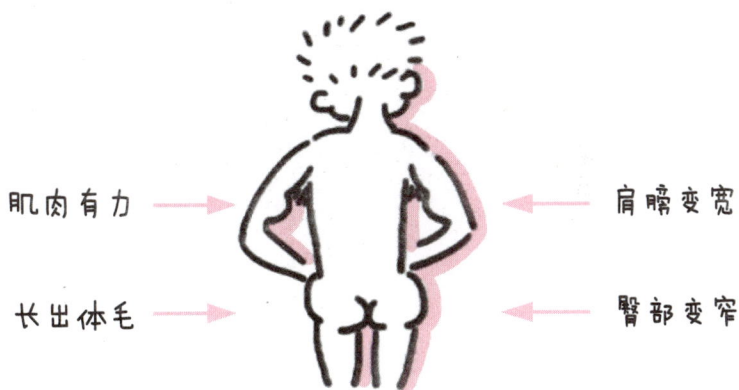

肌肉有力 →　　　　　　　　← 肩膀变宽

长出体毛 →　　　　　　　　← 臀部变窄

唇上的细茸毛已长得相当长了，到20岁左右时便拥有真正的胡须——这个令人骄傲的男性特征了。在长出胡须前，即十七八岁时男孩的生长非常迅速，是最后一次生长黄金期。

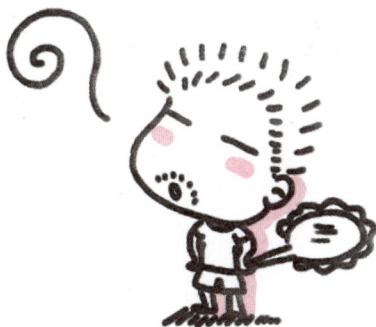

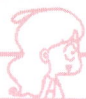

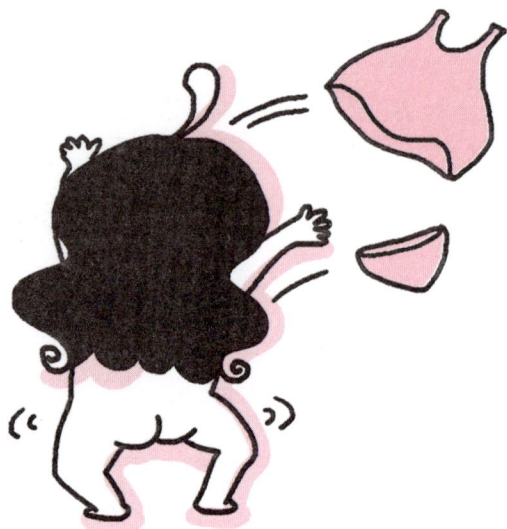

了解自己的身体是一件很正常的事情，小朋友们千万不要害羞哦！

月经的秘密

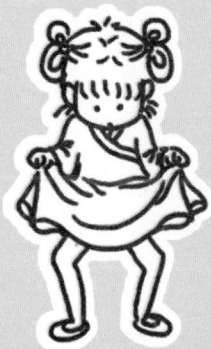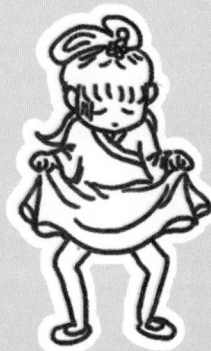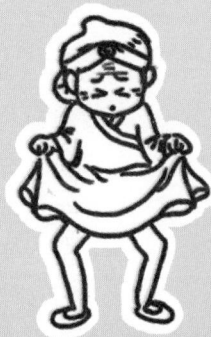

传统观念里，一个女孩发育得很早是不光彩的事情。如果能尽可能长时间地保持孩童的天真，人们会为这种纯洁庆幸。

原来气球和避孕套是有差别的哦！

我们家宝宝就是天真，什么都不懂，呵呵！

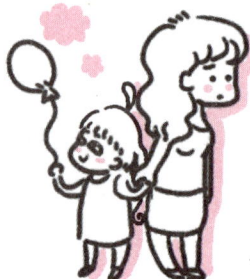

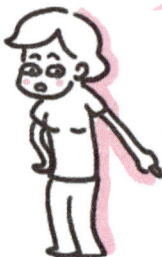

妈！妈！我流血了！

但实际上发育得早或晚同人的性格没有任何关系，主要取决于父母一方的遗传。

我要劳作。

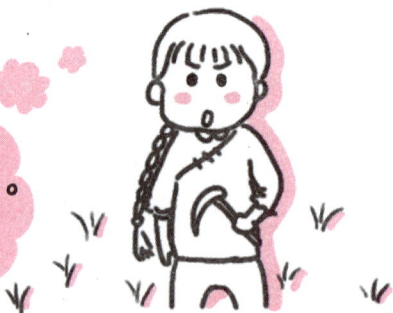

以前的孩子要干许多体力活，以至于他们发育得较晚。而且过去人们的营养和今天相比也差多了。

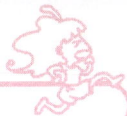

　　妈妈们，你们知道吗？你们对待月经的态度会直接影响孩子们的潜意识哦！

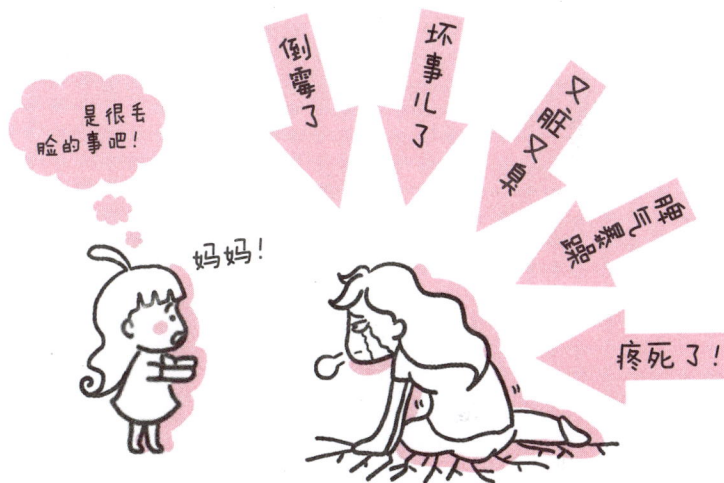

是很丢脸的事吧！

妈妈！

倒霉了

坏事儿了

又脏又累

脾气暴躁

疼死了！

　　请父母们对您的孩子进行生理常识的正确引导！

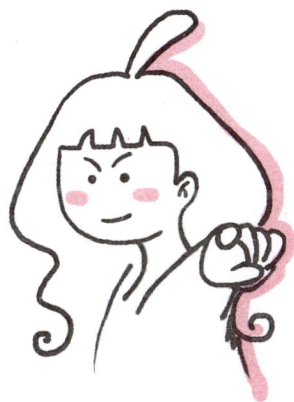

【月经周期的规律性】

　　女孩子在初潮来后的最初几年内月经相当没有规律。她的身体需要一段时间进行自我调整以适应新状况。经血量刚开始时也变化很大。两次月经相隔时间越长，出血量就越大，这是因为子宫内膜增长得更厚，必须随经血排出。

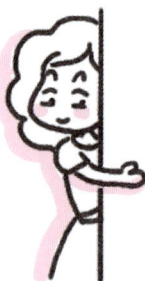

> 月经好久没来了！

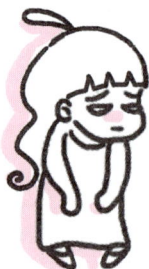

　　不管你的月经间隔时间是长是短，经血量大或小，你都不要为此不安和忧心。性荷尔蒙调整的过程平均为1年-2年。

> 原来是我杞人忧天了呢！

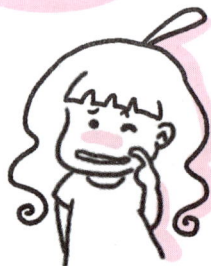

> 没事多看看小凸的漫画，长知识！

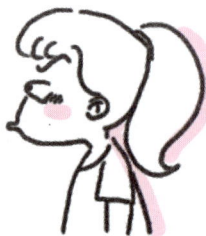

当体内荷尔蒙调整至和谐稳定,月经就变得有规律了。月经周期平均为4周或者说是28天。这不过是一个平均值,你的月经周期不必一定与之吻合。

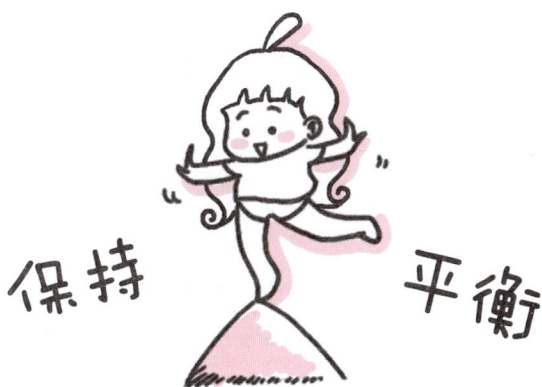

保持 平衡

如果你紧张、恐惧,所受压力大,荷尔蒙的分泌会受到一些影响,那么你的经期会推迟。气候的变化、过度饥饿和某些疾病也会使月经推迟。

总有种淡淡的忧伤。

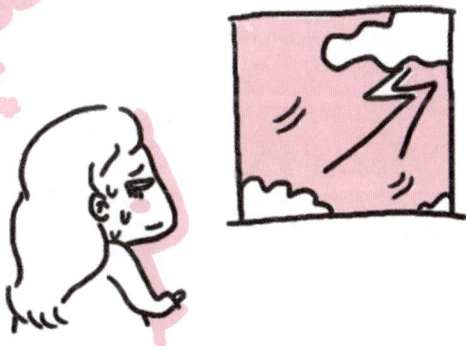

如果你有下列不正常的月经现象，必须去看妇科医生：

下腹极度疼痛。

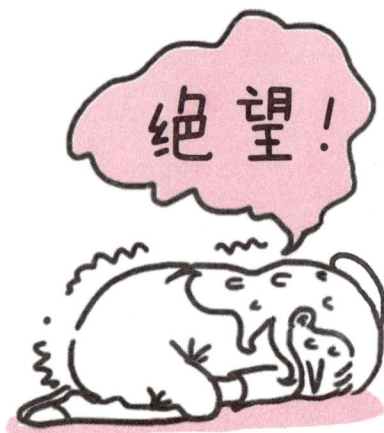

绝望！

较长一段时间有规律的月经周期后又出现了一次月经误期。月经间隔时间很短，月经期又过长（多于10天），或经血太少或太多（有贫血／缺血的危险）。

别紧张，让我来帮助你！

医生阿姨救救我！

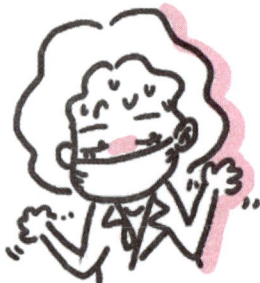

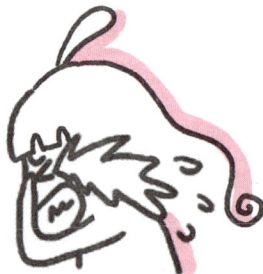

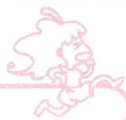

为了对你的月经周期有个总结、了解，建议你做一个月经日历或写月经日记。下列数据你应该记录下来（如图所示）：

项目	第一天	第二天	第三天	第四天	第五天
日期	1.16	1.17	1.18	1.19	1.20
病症1	腹胀	腹胀	腹痛	正常	正常
病症2	头晕	经血呈黑色	腹胀	正常	正常
备注				***	周期为6天

一月

【备注：月经周期大于5天：***；5天整：**；小于5天：*】

1. 月经开始的时间？
如图举例：1月份为16日。

2. 每次月经的持续时间？
如图举例：1月份为6天。

3. 从上次月经到这次月经的间隔天数？
请参照本书附件2"月经周期对照表"。

4. 你感觉到哪些经期伴随现象？
可对经期的感受进行具体描述，包括经血的颜色、身体有哪些不适等。

【小福利：本书最后将附上月经周期表格】

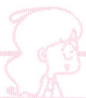

【为什么许多女人在经期内情绪会变坏？】

经期内身体的变化经常会影响心理。许多人在经期内比平时容易发火。比如有人会因为对方斜看了自己一眼，马上会紧张起来，疑心重重或陷入深深的沮丧之中。

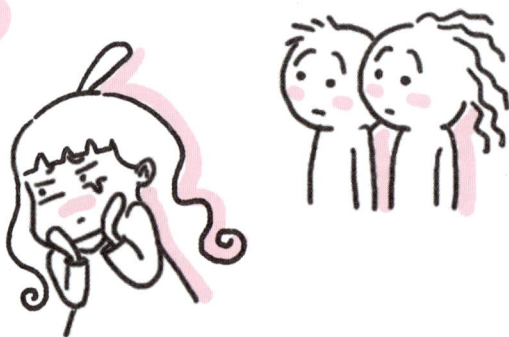

如今科学家发现，善待自己、爱护自己身体的女人在经期内的感觉要更好些。她们认为来月经是一件好事，应该为此而自豪。在某些异域文化中，比如一些印第安人部落中，如果女孩子第一次来月经，会当作重大的节日来庆祝。

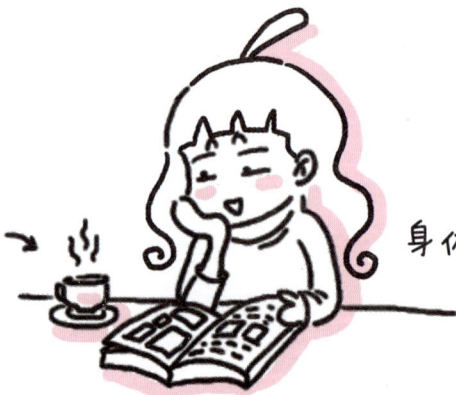

益母红糖水

身体保暖

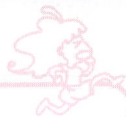

小常识:

【初潮年龄】

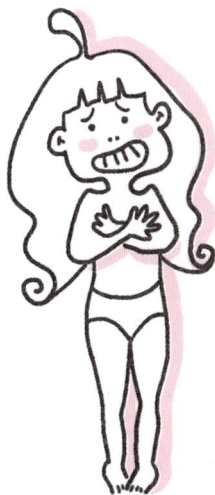

一般情况：11岁-15岁（正常）

个别情况：9岁-10岁　16岁-17岁（正常）

注意：如果您的孩子在8岁-9岁时就开始发育，应该及早地看医生哦！

女性因为月经而被称为连续一周流血不止都不会死的超人。而在每月不适的几天陪伴我们的就是——卫生巾。

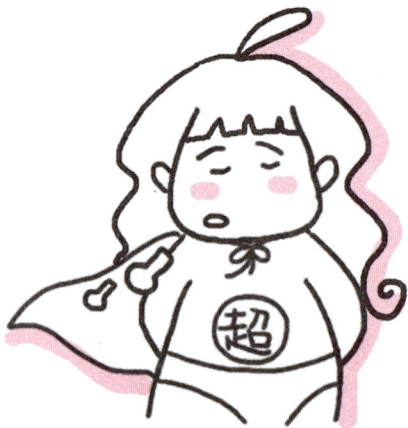

那么卫生巾到底是怎样发明出来的呢？古人来月经时用的是什么样的卫生巾呢？现在就让老朱带领大家通过历史探寻这女性历史上最伟大的发明。

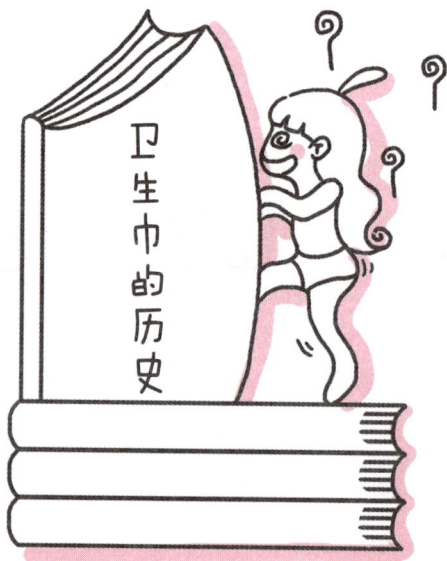

卫生巾的历史

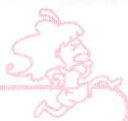

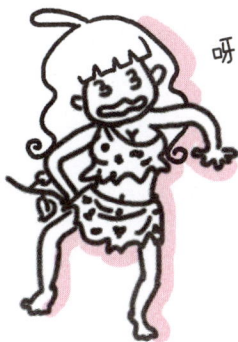

呀!哈!

原始社会的女人只用干草或树枝擦擦血迹。

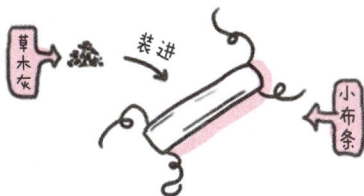

草木灰 装进 小布条

古代的女子用草木灰装进小布条并绑在腰间以应对月经。

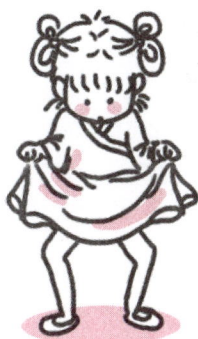

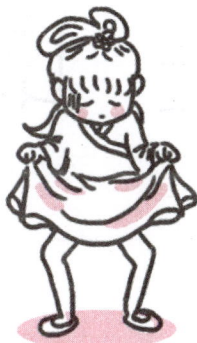

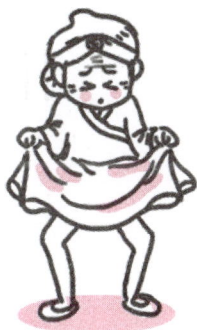

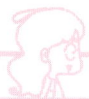

现代的卫生巾据称是20世纪40年代由一名十分疼爱妻子的美国男士发明的，他无意中发现用细软的布将洁净的棉纤维和吸水性强的纸浆包裹起来，做成长条状棉垫，能够有效减轻妻子经期的痛苦和不方便，真是好男人啊！

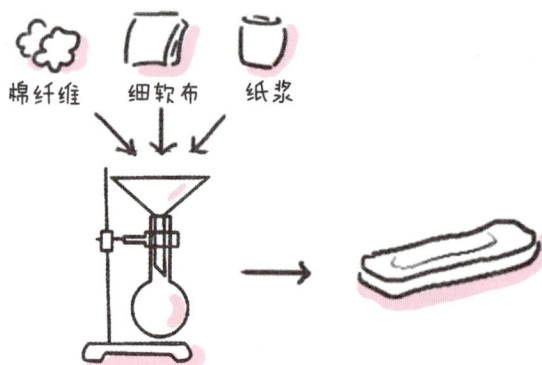

棉纤维　细软布　纸浆

第一次世界大战，在法国服役的美国女护士，她们身着轻盈白衣，是现代职业女性的先驱。即使在月经期间，她们仍要保持那份优雅、敏捷和干练。

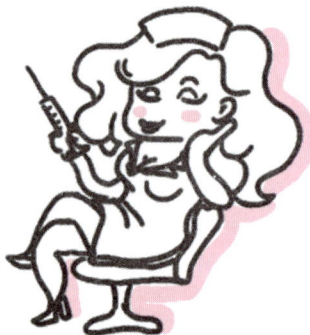

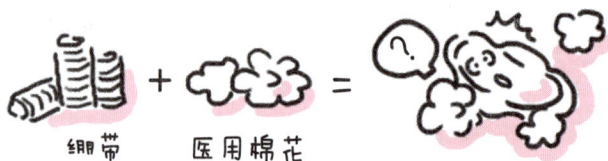

绷带　医用棉花

于是她们便对经期用品做了一番大胆的尝试：用绷带加药用棉花，制成了真正意义上的卫生巾。

女性一辈子要用到约1.5万个卫生巾，而卫生巾的安全问题直接影响到女性健康。卫生巾大多数时候都是女人的呵护天使。而有时简直是女性随身携带的一枚细菌炸弹，随时会引发一场或轻或重的疾病。

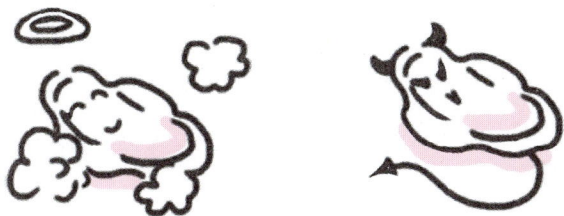

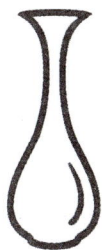

女性的盆腔、子宫、宫颈、阴道等，因为和外部相通容易遭受外界致病物的侵袭，尤其月经期间，生殖器官的抵抗力下降，比平时更加脆弱，如果使用了不合标准的卫生巾，就容易发生感染。

好多营养在里面。

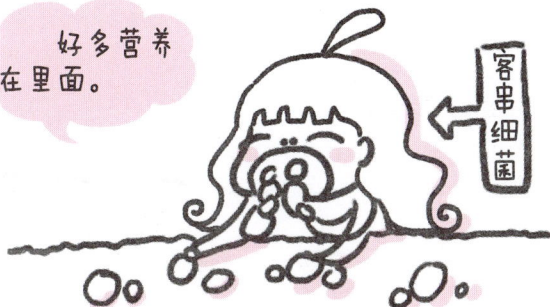

客串细菌

另外，经血中有丰富的营养物质，也因此成为细菌大肆滋生的"培养基"。一项实验表明，普通卫生巾连续使用2小时后，表层细菌总数可达每平方厘米107个。

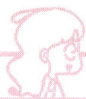

现在市面上的卫生巾大致分为两个类型:

干爽型

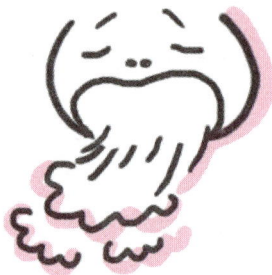

优势: 透水速率较快。
劣势: 化学纤维易导致皮肤
　　　过敏。
适合: 外出旅行。

绵柔型

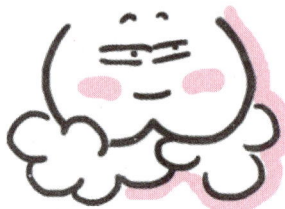

优势: 天然棉花提取,比较舒
　　　适。
劣势: 透水速率较慢。
适合: 过敏体质的女性。

啊!
难以自拔!

卫生巾

　　现在市面上还有那
种药物或者香型的卫生
巾, 真的好好闻呢!

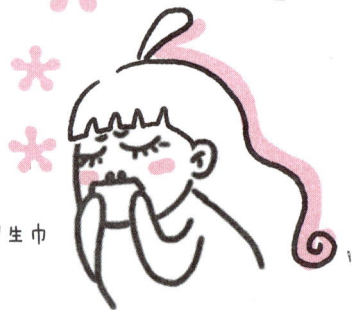

　　而大多数医生并不赞成使用含药物或香味成分的卫
生巾, 它们可能会对机体产生不良影响。虽然真的好好
闻, 大家就和老朱一样在超市闻个够算了吧。

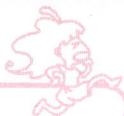

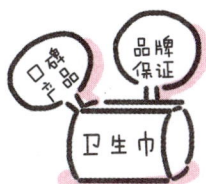

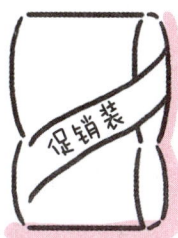

在选择卫生巾时一定要注意，促销品、赠品有可能是商家处理的滞销产品，产品质量很难保证。要尽量选择信誉好的知名厂家的产品，选购时一定看好生产日期，离购买时越近的出厂日期，其质量越有保证。

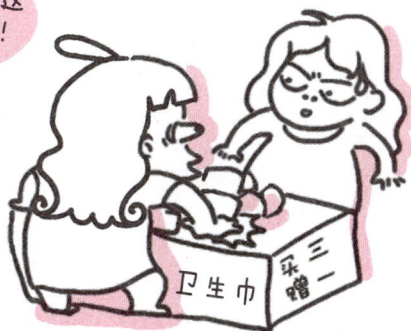

很多女性朋友喜欢把卫生巾储藏在卫生间，这是不对的。一般卫生巾为非织造布制作，受潮后材料会变质，细菌易侵入繁殖，污染卫生巾。拆包后的卫生巾应放在干燥、洁净的环境里，受潮后不应再使用。

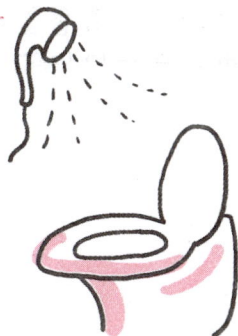

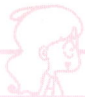

小凸从小睡觉就不老实，蹬腿磨牙、打呼噜放屁、打滚、掉床真是样样俱全呢！即使是在月经期这样的非常时期也是无法阻止的！

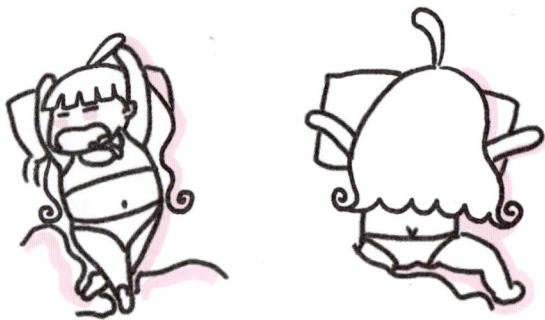

而这样无视月经的代价就是"啊！这血染的风采！"

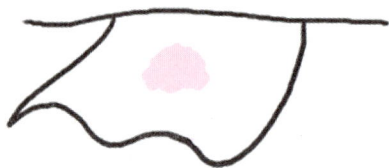

下回不如直接买尿不湿算了。

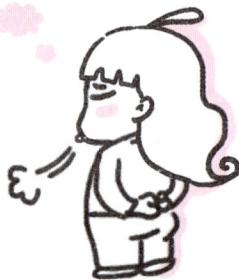

小时候尿床长大了尿血。

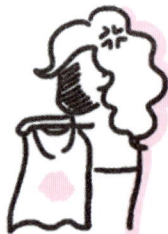

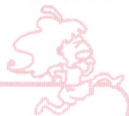

后来，小凸钟爱上了又长又厚的卫生巾。

But

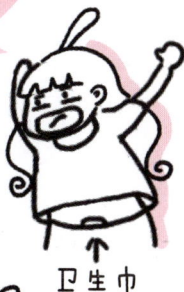

等等我啊！

露，漏出来了！

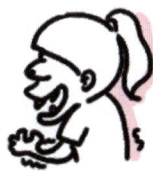

卫生巾

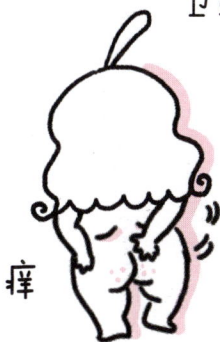

痒

加上平时过于懒惰而没有勤换卫生巾，因此每次都会在小屁屁上捂出一层小痘痘，那滋味儿真的是奇痒难耐啊。

不过小朋友们千万别跟小凸学习，下面给大家普及正确的卫生巾使用方法：

女性最好勤换卫生巾，流量多时最好每隔2个-3个小时换一次，流量少时也别超过4个-5个小时；即使来例假了，也要每天清洗外阴，越是经期越要重视清洗。用温水清洗即可。

另外，使用、更换卫生巾前，一定要洗净双手，以免手上的病菌传播到卫生巾上。

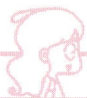

【不要经常使用护垫】

　　很多女孩都认为使用护垫更加卫生，更能避免阴部与内裤的直接接触，有助于保持阴部的清洁卫生。但事实上这种想法是错误的，因为长期使用护垫会影响阴部的透气性，从而造成感染。因此，建议只在月经前后使用护垫，平时不要使用。

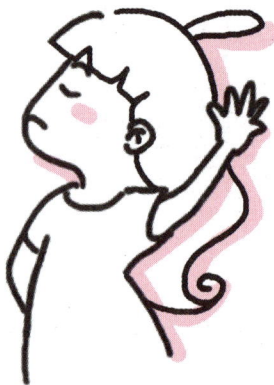

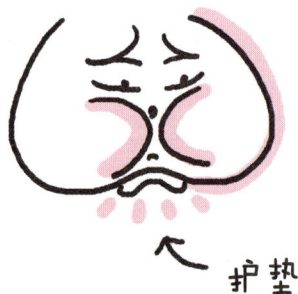

护垫

【不盲目用阴道洗液】

　　部分女性喜欢阴部感到不适的时候使用阴道洗液。其实过于频繁地使用阴道洗液会对阴道内部的生态平衡造成破坏，反而会使不适症状加重。因此大家还是用清水清洗会比较安全。

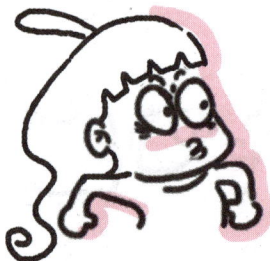

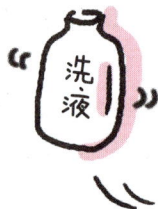

洗液

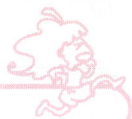

【不要美丽"冻人"】

现在的女孩子都喜欢漂亮，穿得单薄一些，尤其是在盛夏更是喜欢穿露脐装出镜。其实，在经期最好要对腰部采取保暖的措施。冬季的话，尽量要保证下体的温暖。

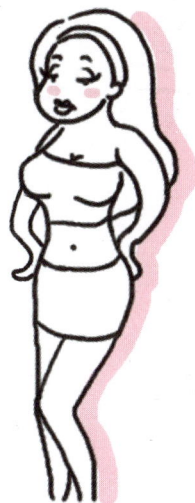

月经期，可以用姜片热水来泡脚给身体驱寒。这种做法对化解痛经是十分有效的哦！

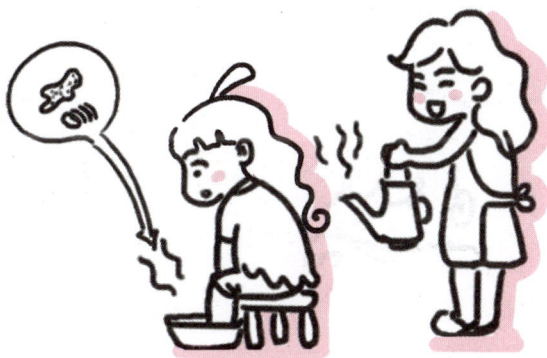

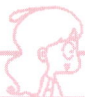

【不要嘴上贪凉】

其实，处在盛夏的月经期是最煎熬的啊！平时本就爱吃的冰激凌在这个时间尤其让人垂涎欲滴啊！

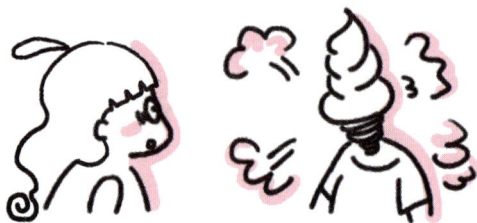

不定时地就会产生幻觉啊！

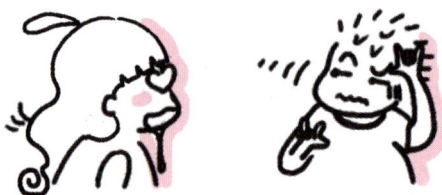

有些小朋友就会不管不顾、完全没所谓地吃凉的啊！这样很危险的啊！会引起闭经，伤害子宫啊！因此，红枣姜汤是比较明智的选择哦！

妈妈，看我都喝光了。

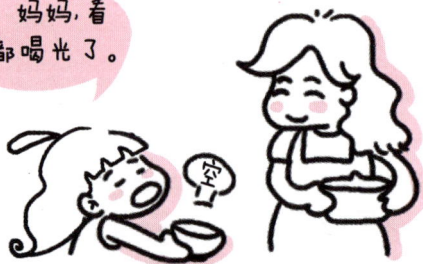

空

注意：刚从冷藏室拿出来的西瓜也要放一放，待到不是那么冷的时候才能吃哦！

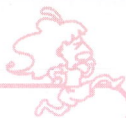

【不要久坐】

看完这个就去厕
所！哎，再看一集！

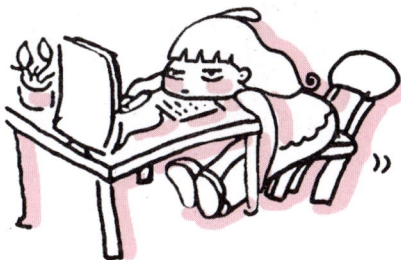

经常久坐易导致血液循环不畅，而且长时间坐着的女性阴部透气性会不足，使正常的血液循环受阻，从而容易导致炎症。

【不要过度节食】

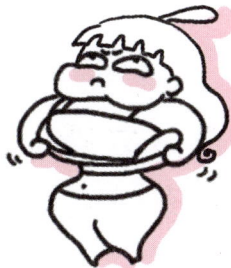

如果过度节食，会导致机体能量的摄入不足，使体内大量脂肪与蛋白质消耗，从而导致雌激素合成受阻，甚至严重缺乏，影响月经的正常来潮，甚至会出现经血量少或闭经的情况。因此想要维持苗条身材的女性，千万不可盲目节食。

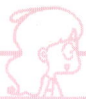

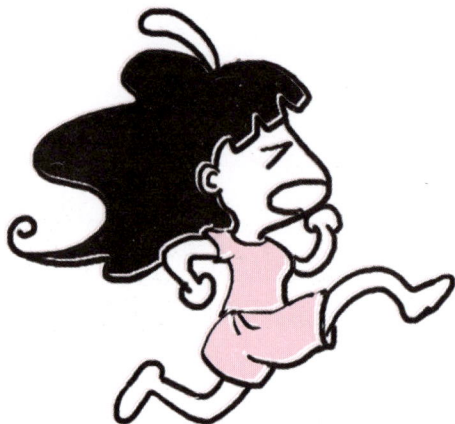

加强体育锻炼，会使身体变得棒棒哦！

青春期之

[心理的变化]

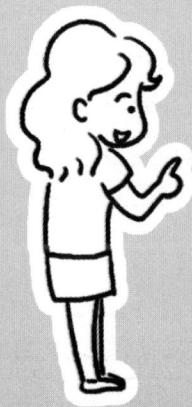

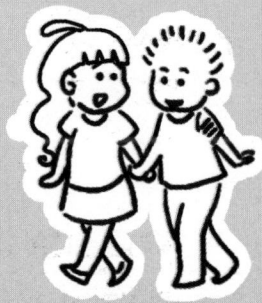

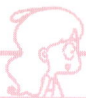

爸爸妈妈
咱们需要互相理解

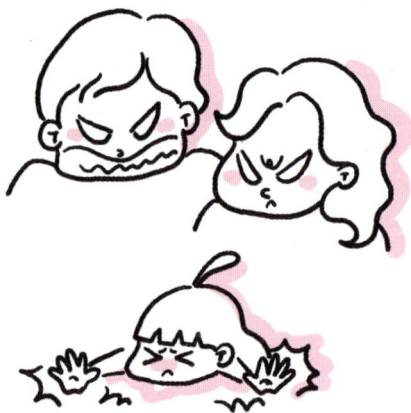

父母对孩子一个人去闯荡社会心存恐惧，他们想让孩子尽可能少地遭遇失败和失望。他们想把孩子决定自力更生的事尽量向后推迟。

家长认为

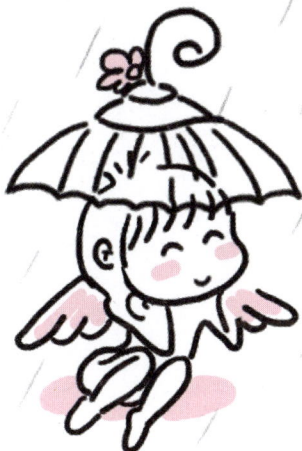

而孩子却想尽快摆脱父母的束缚，去过独立自由的生活。

孩子认为

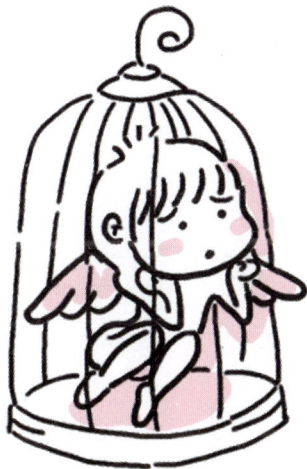

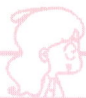

你的父母一直为你做决定，为你安排计划。现在你再也不想这样继续下去了。

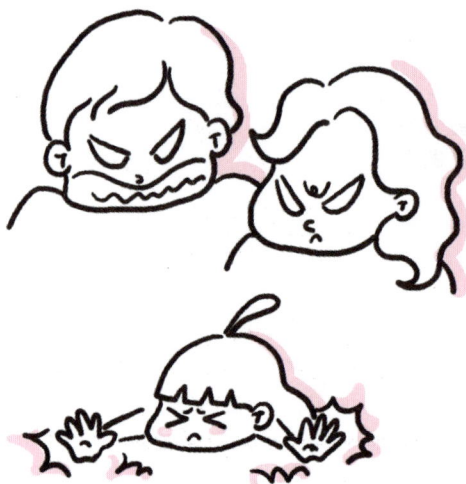

这对于你的父母来说是一件复杂棘手的事情。因为你一方面已经长成大人了，而另一方面你仍是一个孩子。

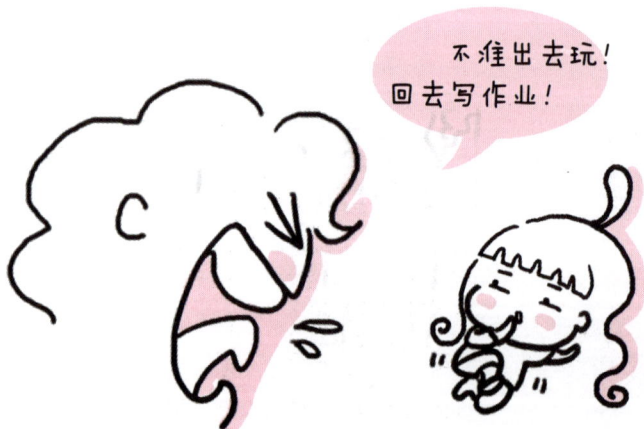

不准出去玩！
回去写作业！

但是，如果你和母亲总是一味地针锋相对也是不行的。你想想：对于你的青春期，你母亲和你一样紧张。她也有感情，会感到自己被你伤害。

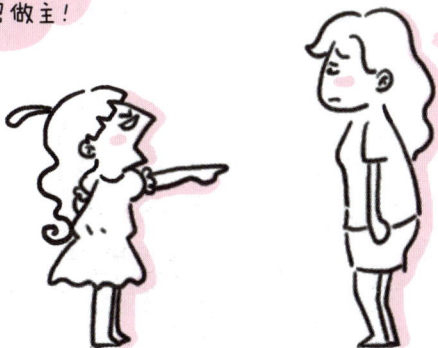

因此不要让母亲紧张操心，不要破坏你们母女间的感情。如果你这么做了，以后你会饮恨终生的。

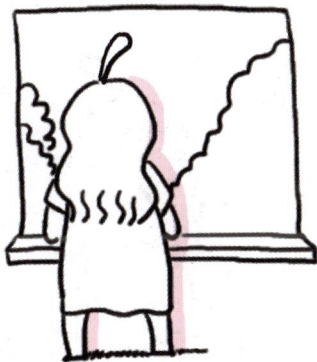

妈妈，我想念您！

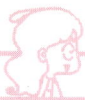

虽然在这个过程中你要摆脱对父母的依赖，但你也必须学着让事情顺其自然地发展。如你的父母对你的决定有清醒的认识，你应感到高兴。

爸爸妈妈想好了，以后要尊重你的想法！

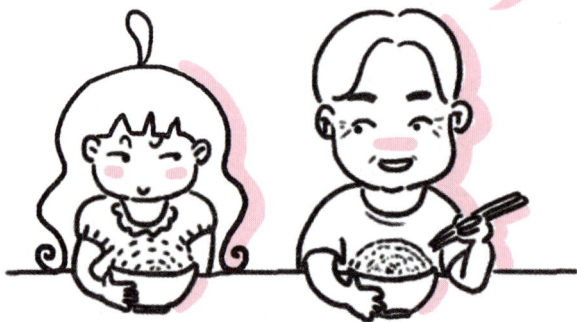

依靠自己的能力去生活需要安全和谨慎。你要有耐心，这个过程会持续很长时间。

我有养活自己的能力了哦！

我能对自己负责任了呢！

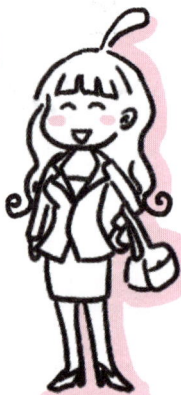

　　孩子需要父母的时间和程度比他们认为的要长、要大。即使是成年人，他们有时也需要回到父母身边并在父母那儿找到理解和安全。

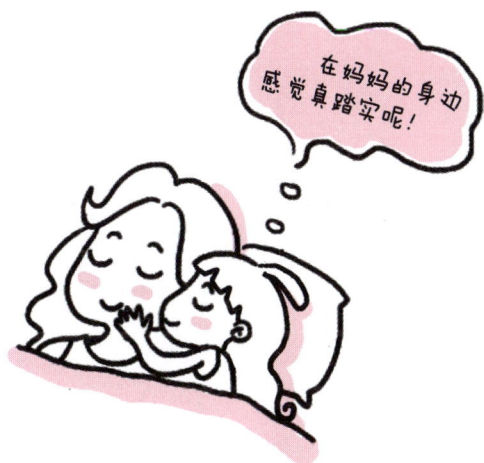

在妈妈的身边感觉真踏实呢！

　　一个和谐的家庭才能克服生活中的危机。即使你现在很厌烦你的家庭，但以后你会重新认识它、尊重它并需要它。

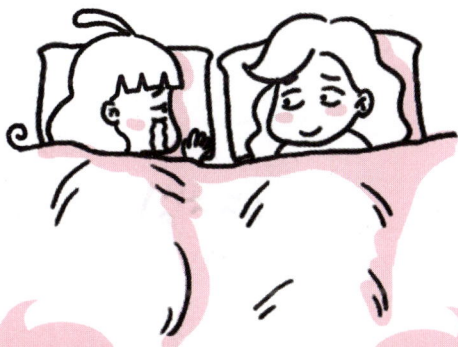

妈妈，外面的世界其实并没有我原来想象的那么美好！

好孩子，爸爸妈妈永远都会在你最无助的时候支持你的！

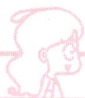

为什么父母反对你的朋友们?

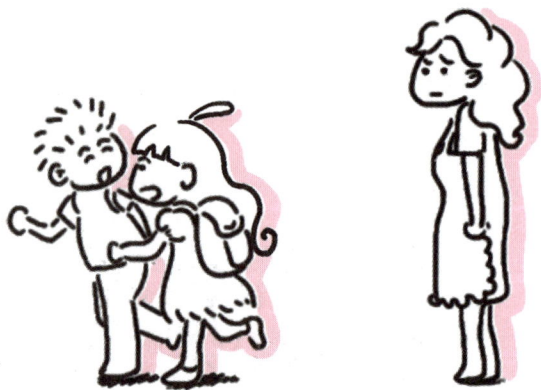

现在是你积累人生经验的重要时期。当你从父母的羽翼下走出来的时候，也许特别想经历刺激的、紧张的事情。

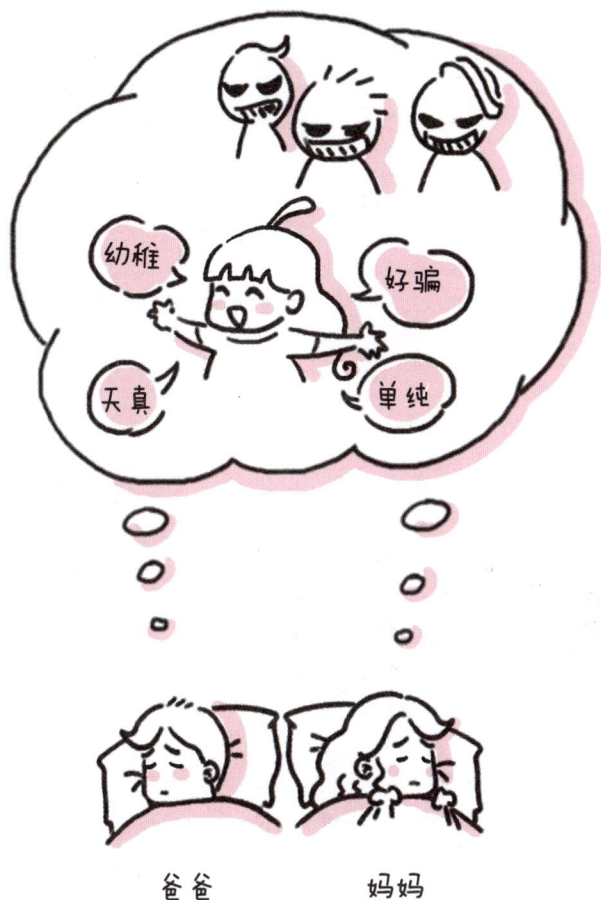

爸爸　　　　　妈妈

父母常被下列问题烦扰：晚上我女儿在外面待了多长时间？她能辨别出好人和坏人吗？我们应该让她单独和朋友们去度假吗？如果父母因为某一次判断错误而使你遭受外界的伤害，他们会责怪自己一生。

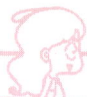

【其实，不管你以何种方式出门，他们都会担心。】

自己出去可能会遇到危险吧!

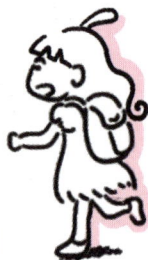

[独自出去]

这么小就跟小男孩在一起玩会早熟吗?

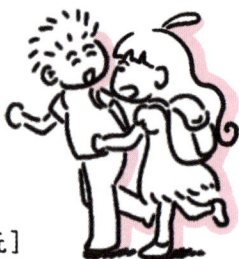

[跟男生玩]

心事儿都不跟我说了，有点嫉妒了呀!

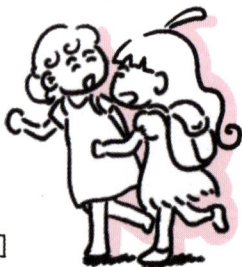

[跟女生玩]

他们害怕你的朋友把你从他们身边夺走，更害怕你的朋友把你引向一个不好的、危险的方向，不利于你的健康成长。有的父母甚至禁止孩子和某些人交往。

为什么妈妈不信任我呢？

你怎么跟那小子走那么近？以后不准你俩再见面！

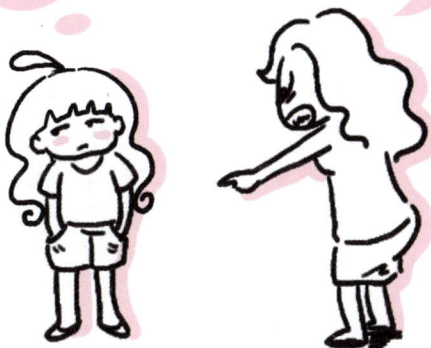

禁止孩子和某些人交往的做法容易导致孩子和他（她）的那些朋友的交往转入地下，并由此对父母有犯错的感觉。

怎么还偷偷摸摸的呢？

背着爸爸妈妈果然有些愧疚。

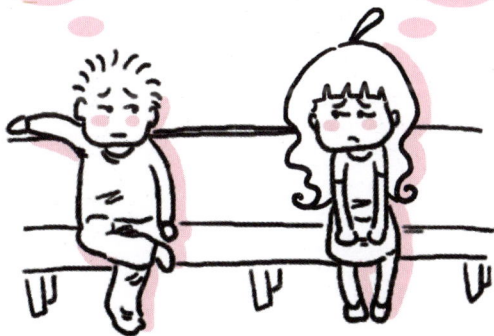

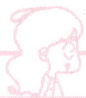

如果你的父母对你的朋友心存偏见和敌意，你应该主动向他们介绍你的朋友。渐渐地他们会被事实说服，明白你和你的朋友确实能很好地相互理解和帮助。

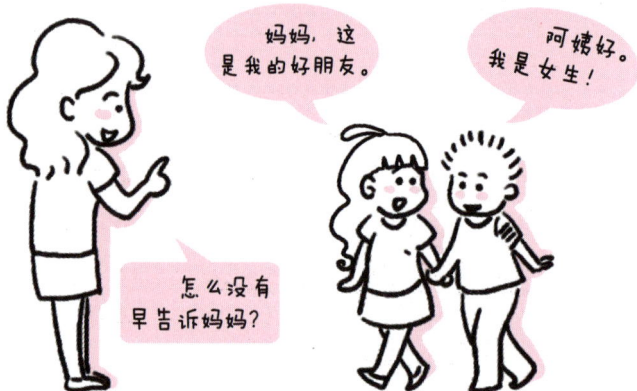

有一点你应当肯定，你的父母是很愿意理解你的。他们想得到你的承认和重视，不想被你冷落。如果你友好真诚地寻求他们的帮助，他们肯定更愿意帮你出主意，而不是反对你，与你争执。

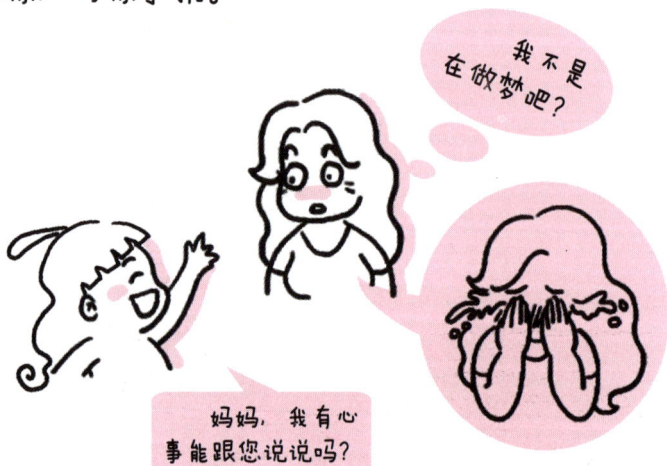

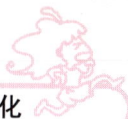

为什么妈妈让你有时感到很为难？

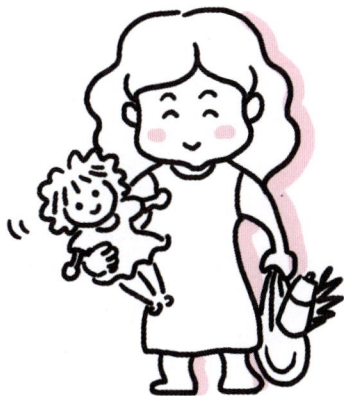

小时候我眼里的妈妈是世界上最美丽的人。妈妈喜欢花，那时候觉得妈妈就是花仙子。

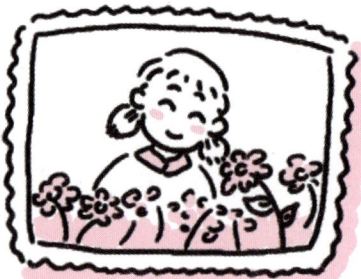

年轻时代的妈妈天生会画画，因为这个特长还被当时的单位选为工会主席。妈妈很有拼劲儿，有次一晚上竟赶出20多幅画。

先进党员　　绘画能手

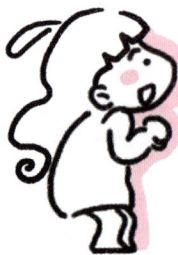

我的妈妈最棒了！

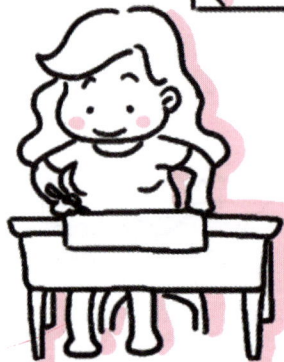

小时候的老朱每天都坐在家门口等着妈妈下班回来。

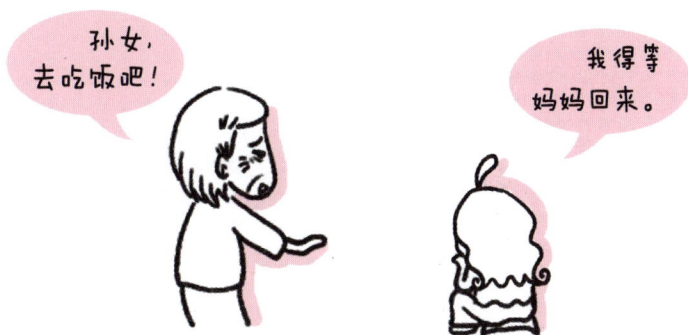

孙女，去吃饭吧！

我得等妈妈回来。

每天妈妈下班回来都会给我带很多好玩好吃的东西。

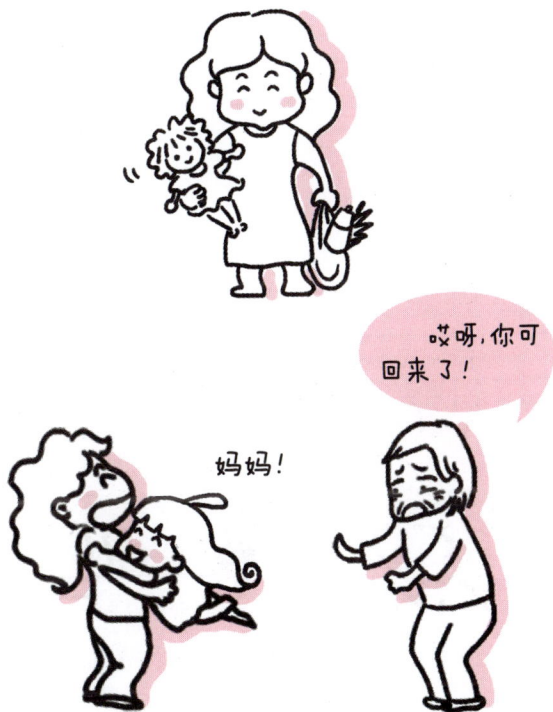

哎呀，你可回来了！

妈妈！

现在你的内心正经历着对母亲的信任危机。以前你认为母亲是世界上最伟大、最善良和最有智慧的人。

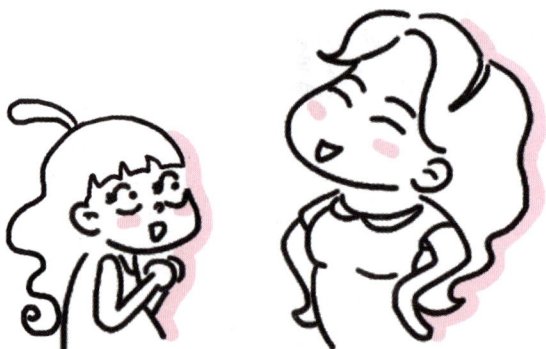

可现在你不这样想了，这种信任危机经常会导致你与母亲之间产生矛盾。

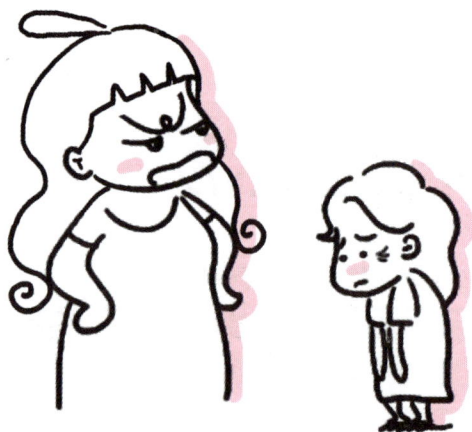

有些母亲尝试着用另一种方式处理母女关系，她们把自己和女儿放在同等地位，做女儿的好朋友，尝试着打扮得年轻些、时髦些，以便能符合女儿的眼光。

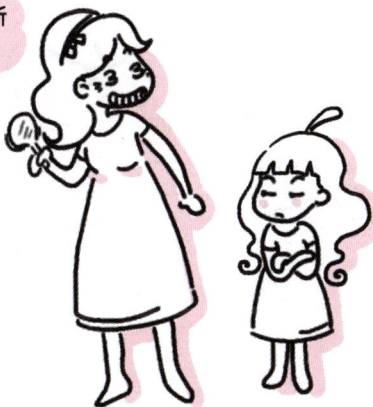

当你的母亲兴致勃勃地向别人讲述你的事情时，你很尴尬，恨不能钻到地下躲起来。你觉得她说的话让你在别人面前出丑，而她还在强调你对她的爱慕和敬佩。

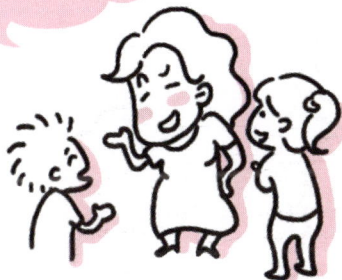

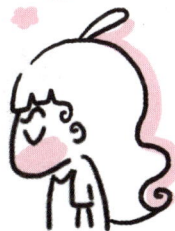

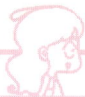

你觉得她小气，总是爱占小便宜。

总算找到便宜的了。

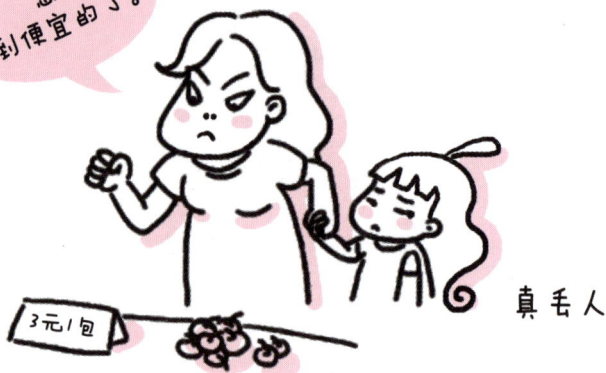

3元1包

真毛人

你却不知道妈妈这样节省只不过是为了能给你更多。

妈妈，明天我想吃酱牛肉！

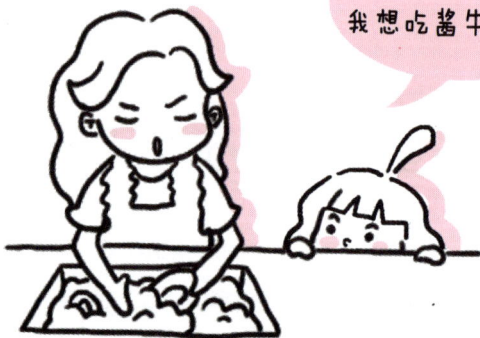

你无法理解为什么当你和别的孩子发生冲突的时候，老妈永远会指责自己而偏向别的孩子。

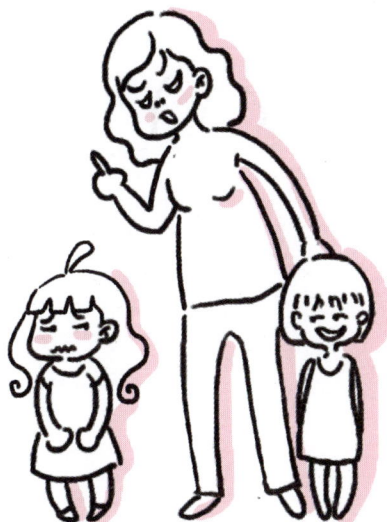

你却不知道妈妈宽容了你多少次的无理取闹。

去吃饭吧！闺女。

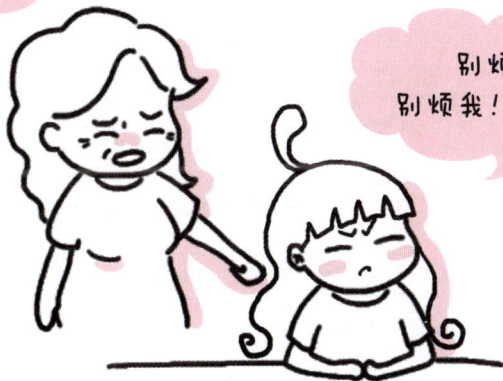

别烦我！
别烦我！

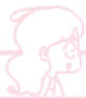

你以挑剔的眼光看待她，你不喜欢她的穿着、她吃饭的样子以及她吃的东西，不喜欢她待人处事的方法。

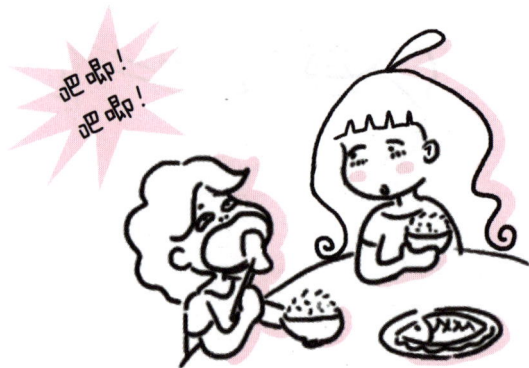

你却注意不到自己的行为举止给家人带来了什么样的心情？

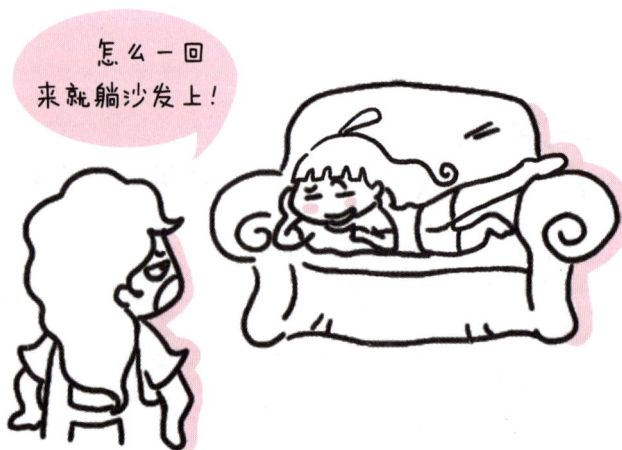

你发现她学东西越来越慢，越来越笨。

点这儿、点这儿。哎呀，笨死了！

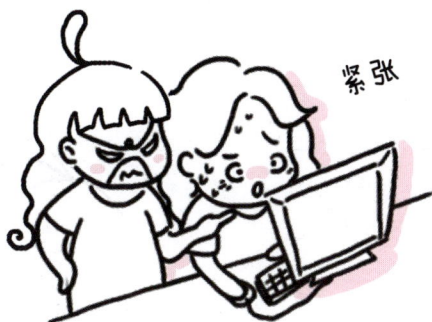

紧张

你却忘了小时候她不厌其烦地教你学走路。

宝贝，别怕！咱们再来一遍。

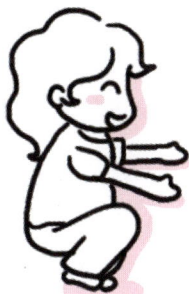

妈妈！我怕！

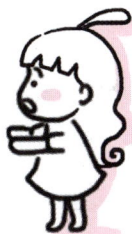

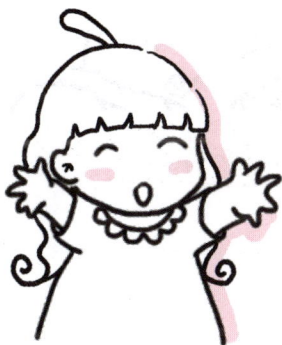

其实，与爸爸妈妈在一起是多么平常的幸福。你要让自己变得强大起来，因为我们的父母越来越像小孩子，需要我们的照顾。我们该长大了。

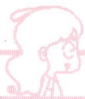

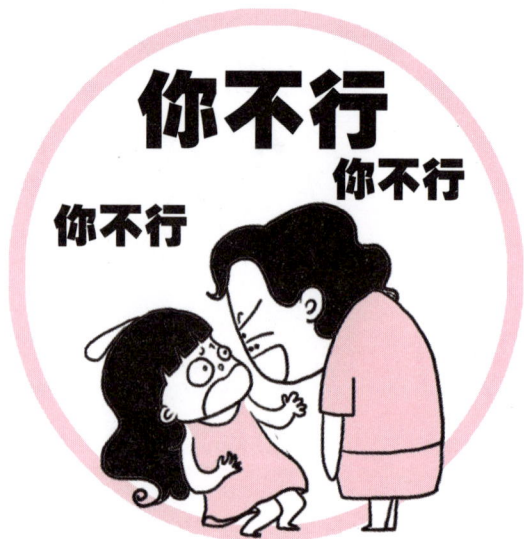

无论遇到什么挫折，都要坚信自己是最棒的!

自我保护

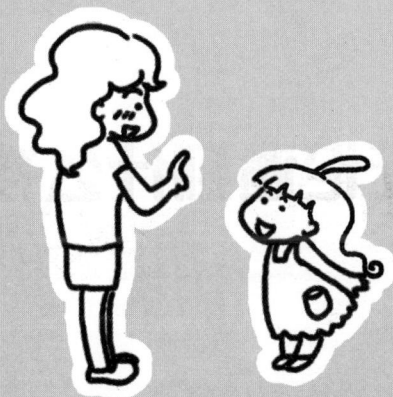

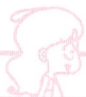

【生命第一，财产第二】

生命第一的权利。告诉儿童在遇到暴徒时有权获得朋友的帮助和坚决拒绝暴徒的要求。我们的身体安全比钱包更重要。

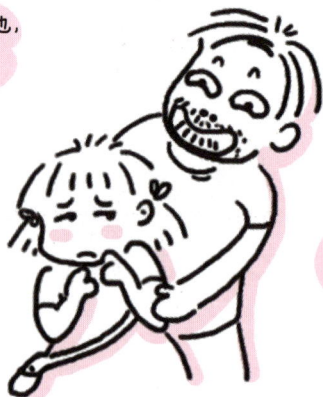

把钱包扔给他，然后赶紧跑掉。

小妹妹，借叔叔点钱花花！

许多暴徒表面凶狠，内心却很胆怯。因此许多儿童齐心协力，一齐高喊："滚开！"这通常能把坏人吓跑。

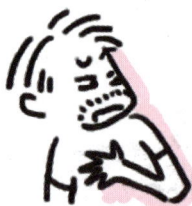

喊这么大声，一会会招来很多人，还是先走掉为好。

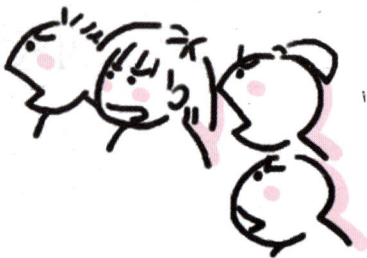

滚开！坏人！

【遇到危险学会自救】

对于年幼的小朋友，公交车上的色狼一般都是用袭胸、捏屁股这两种招数。

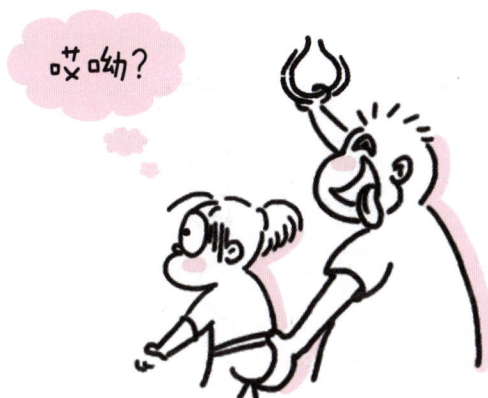

哎呦？

这种时候千万不能软弱地任人为所欲为哦！在保证自己安全的情况下积极寻求车上其他大人的帮助，并尽快通知爸妈或者报警。

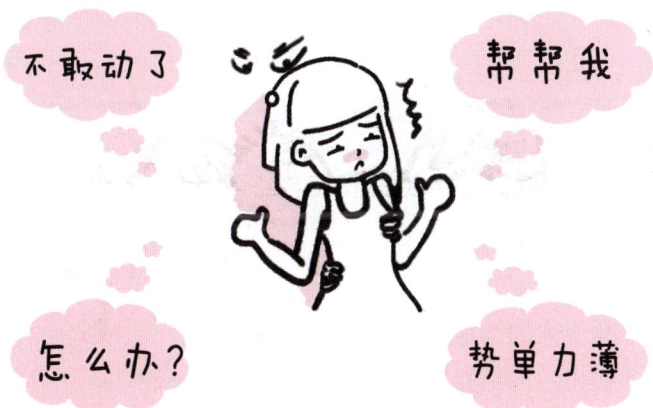

不敢动了

帮帮我

怎么办？

势单力薄

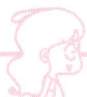

【拒绝、大声喊、不要怕】

另外，小朋友们出门在外要小心．不抄小巷、不走近路、不落单、不凑热闹。如果被人跟踪应该尽量选择去热闹、明亮的地方，如商场，寻求店员等工作人员的帮助。

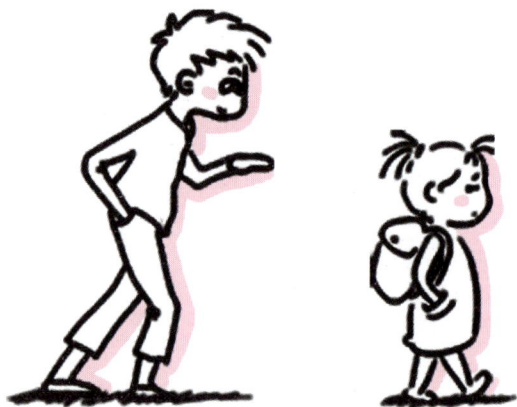

如果真的遇到了危急的情况，要做到拒绝、大声喊、不要怕，向外界求助。

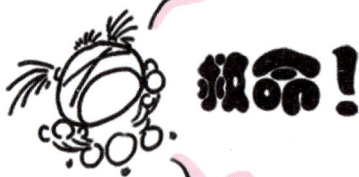

救命！

【遇到危险可以打破常规】

　　紧急避险的权利。为了保护自己，儿童有权打破所有规章与禁令。

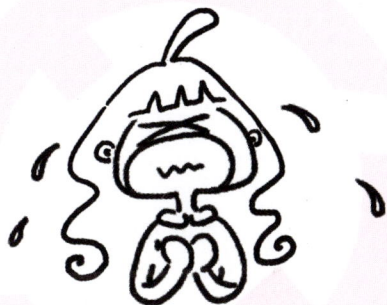

　　在紧急之中，他们有权大叫、大闹、踢人、咬人，甚至打破玻璃、破坏家具。

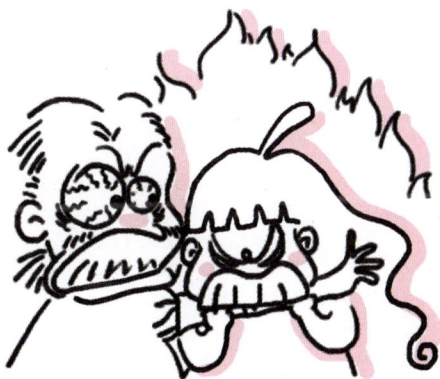

【不轻易相信陌生人】

不与陌生人打交道的权利。孩子有权不和陌生人说话。当陌生人与孩子说话时，孩子可以假装没听见，马上跑开。生人敲门可以不回答，不开门。

有人在家吗?

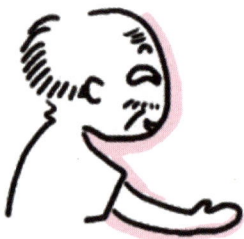

爸爸妈妈不在，还是不要吭声。

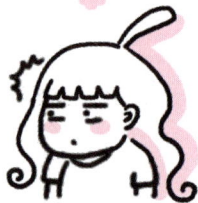

我们要相信这个世界上好人占大多数，因此我们要友好地对待他人，但不是所有的陌生人都是好人，因此我们不要轻易相信陌生人。

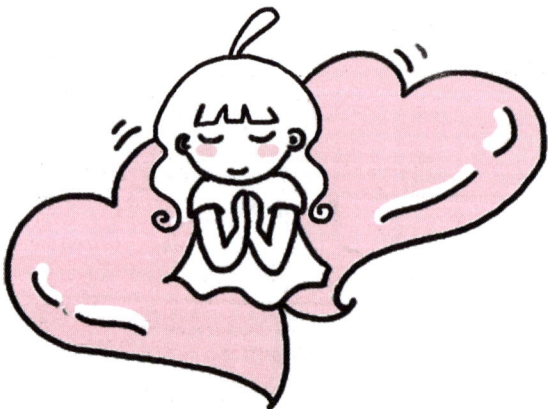

【不保守坏人的秘密】

面对侵害，可以不遵守诺言的权利。告诉儿童，即使他曾发誓不告诉别人。

你发誓你不会说出去这事！

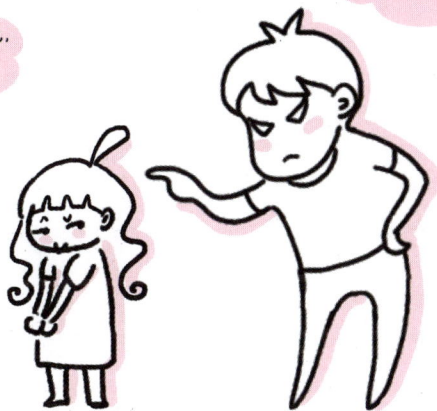

先假装答应他，再回去告诉爸妈。

遇到坏人欺负一定要告诉家长，这些秘密千万不要埋藏在心里。

别害怕，慢慢说。妈妈帮你。

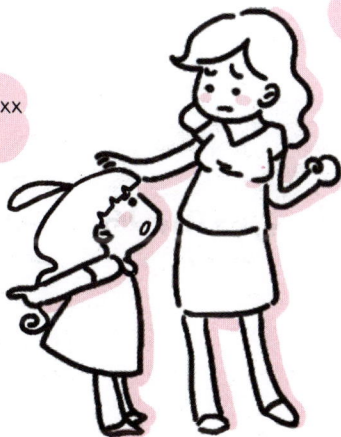

妈妈，学校里xx对我做了……

【小秘密要告诉妈妈】

向父母讲真话的权利。向孩子保证，无论发生什么事情，只要孩子向父母讲明真情，父母都不会怪罪的，而且会尽力帮助孩子。

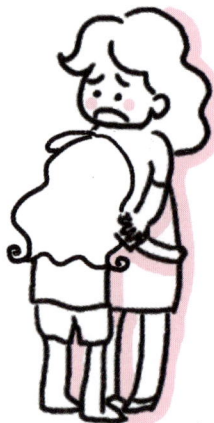

当儿童向大人说实话时，他们应被充分信任。大人应当马上信任儿童并及时帮助他们。因为在性骚扰事件中，如果儿童向大人诉说而未得到信任，这种骚扰会经年累月地持续下去。

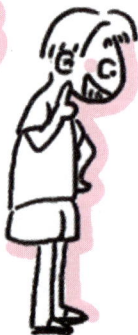

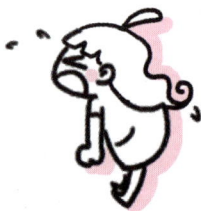

94

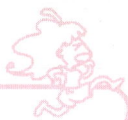

【背心、裤衩覆盖的地方不许别人摸】

给叔叔摸摸　　　给我乖乖听话

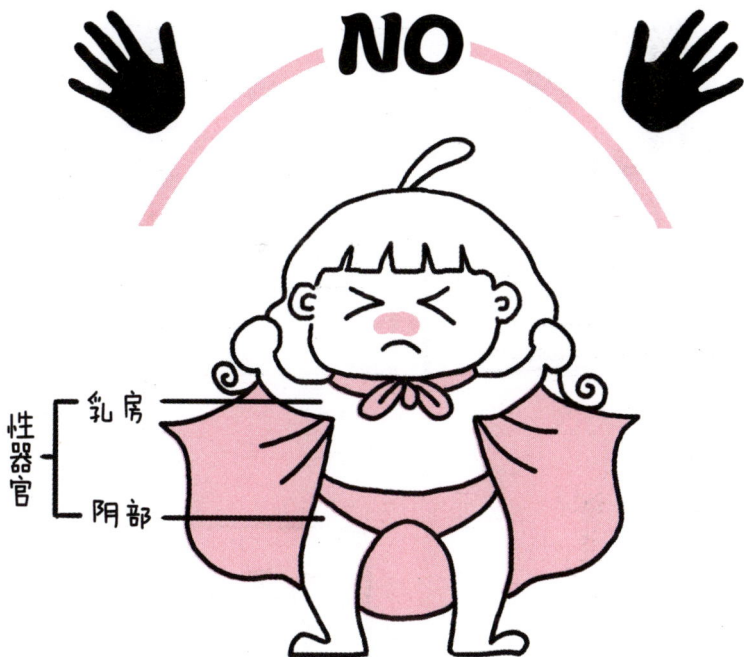

NO

性器官 — 乳房
　　　　— 阴部

　　保护自己身体的权利。儿童应当知道身体属于自己，身体的某些部分应被衣服所覆盖，不许别人看，不许触摸。儿童有拒绝亲吻、触摸的权利。

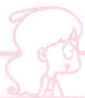

小朋友要记住：没有任何人有权利看或者摸你的性器官，更没有人有权利逼迫你做你觉得讨厌的事情。当然，以下情况是例外：

阿姨想骚扰我！

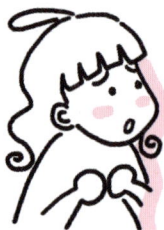

啥？

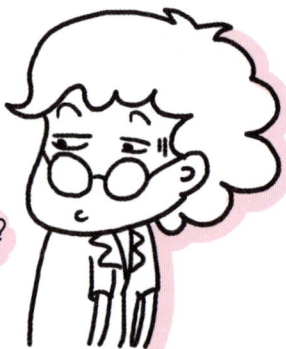

医生阿姨为你检查的时候是没关系的哦！不过爸爸妈妈必须在场。

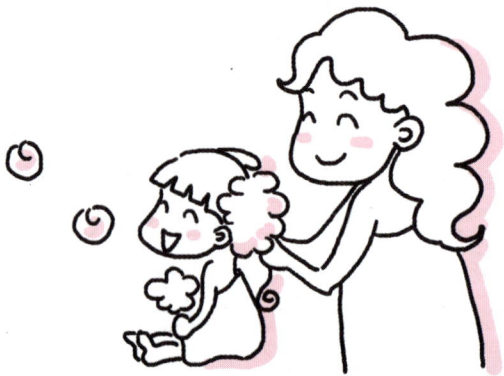

妈妈给你洗澡时也是可以触摸的。

【不喝陌生人的饮料，不吃陌生人的糖果】

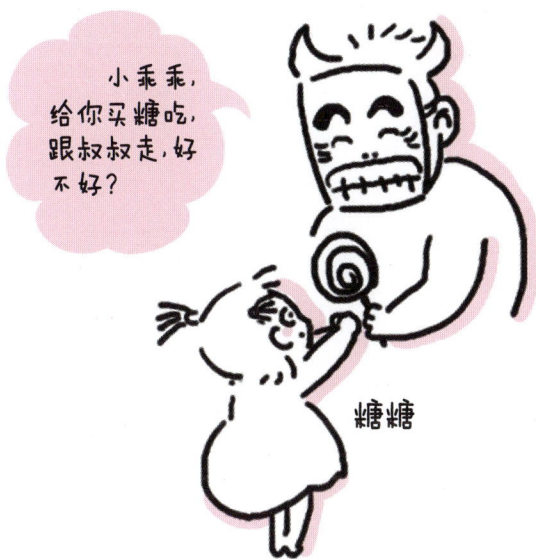

> 小乖乖，给你买糖吃，跟叔叔走，好不好？

糖糖

拒绝毒品与危险品的权利。有权不听陌生人的话，不喝陌生人的饮料，不吃陌生人的糖果。有权对毒品、烟酒坚决说不。

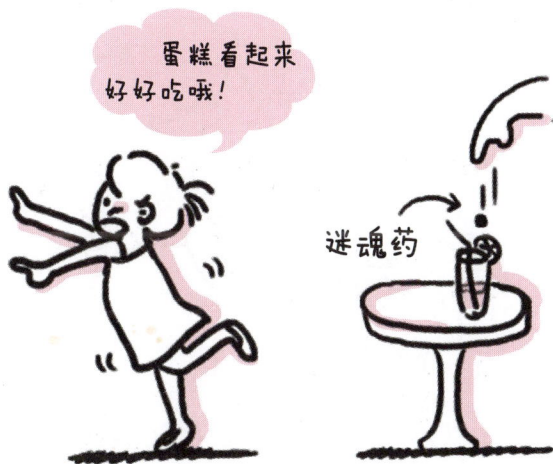

> 蛋糕看起来好好吃哦！

迷魂药

【遇到危险可以自己先跑】

果断逃生的权利。遇到坏人、地震、大火,孩子应当果断逃生, 拔腿就跑。

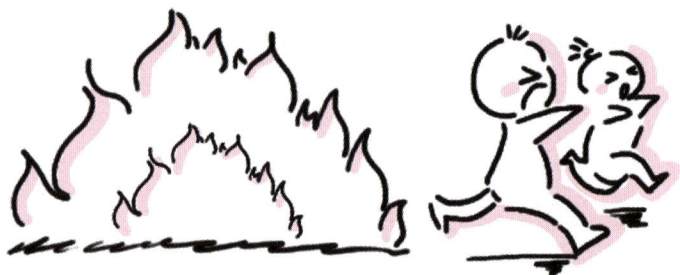

自警、自救、自助。

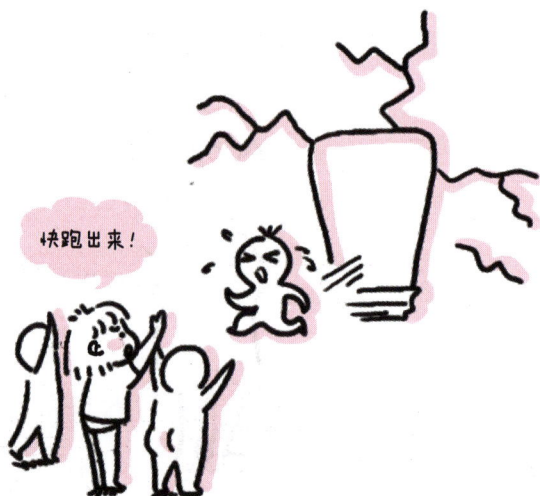

快跑出来!

【关注儿童被伤害】

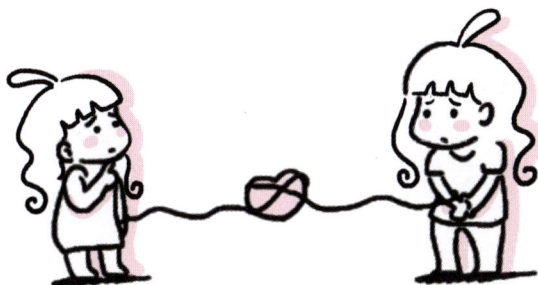

媒体上曝光了一些儿童被伤害的事件，让我们更关注我们的孩子，也更重视怎么样去保护孩子。

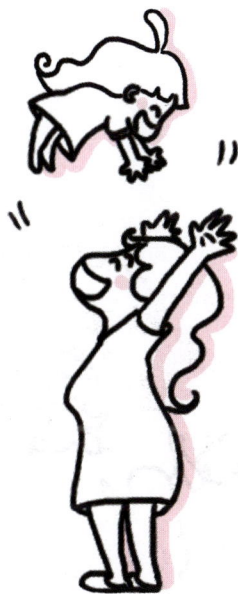

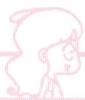

下面给小朋友们列举几种犯罪招数：

【装熟人】"我认识你爸爸。" "你是小朱吧？"

> 都长这
> 么大了啊！

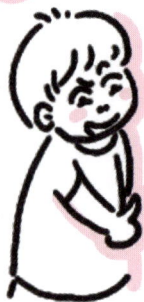

> 叔叔好！

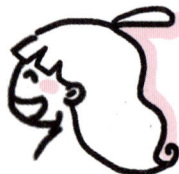

【欺骗】"我是XX，把你身份证给我检查一下！"

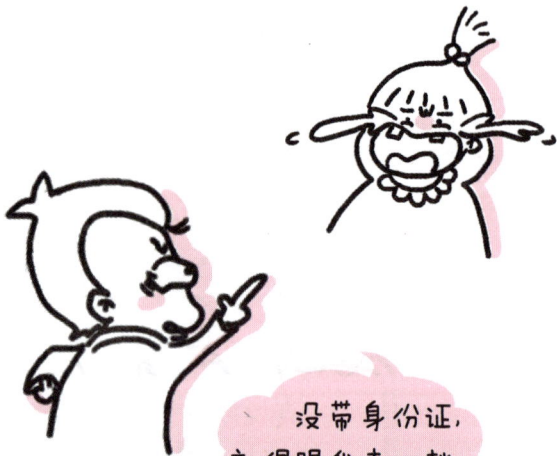

> 没带身份证，
> 就得跟我走一趟。

【问路】
"带我去XXX好吗?"

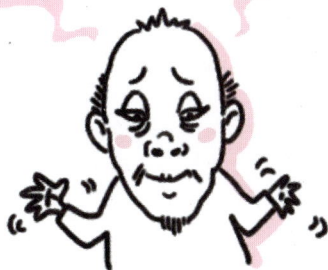

【装可怜】
"我晕倒了,扶我一把。"

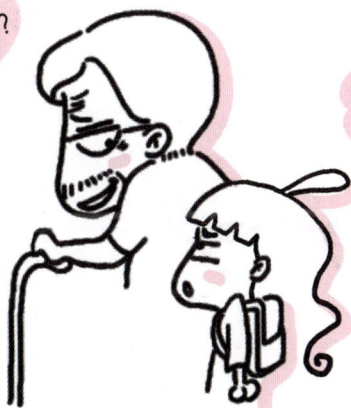

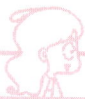

当陌生人或者熟人要带你去旅馆、酒店或者陌生的住所时，你一定要在第一时间把情况告诉爸爸妈妈。无论是谁都不能强迫你做你不想做的事，我们要学会说"不"。

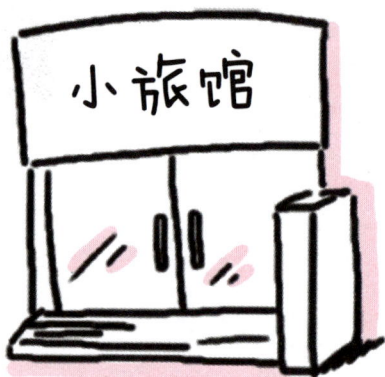

酒店

居所

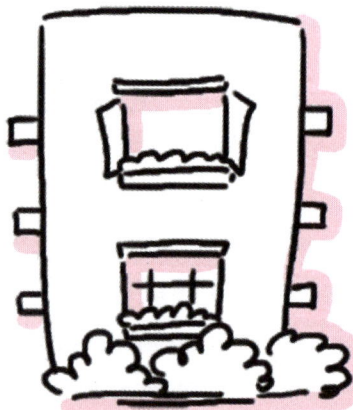

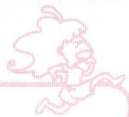

　　而大多数小朋友遇到危险时，会出现吓蒙了，任凭坏人摆布的状况。

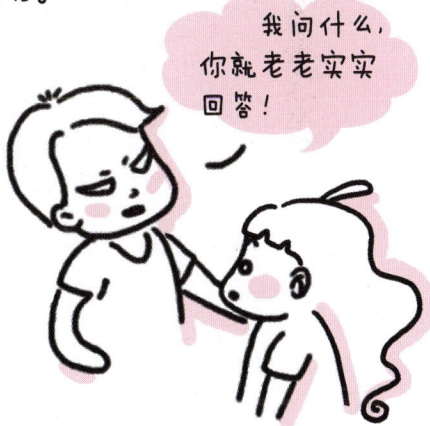

【大哭】

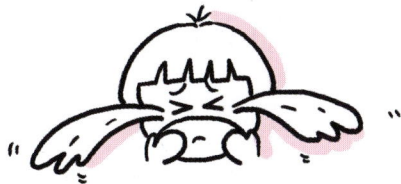

【不敢逃跑】

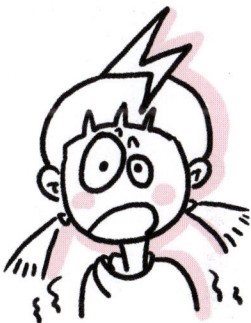

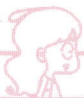

前些日子看到一则新闻，一名五岁的女童在被拐走这样孤立无援的情况下，运用自己的智慧和勇敢，不仅保护了自己，还给警察提供了犯罪分子的重要线索。

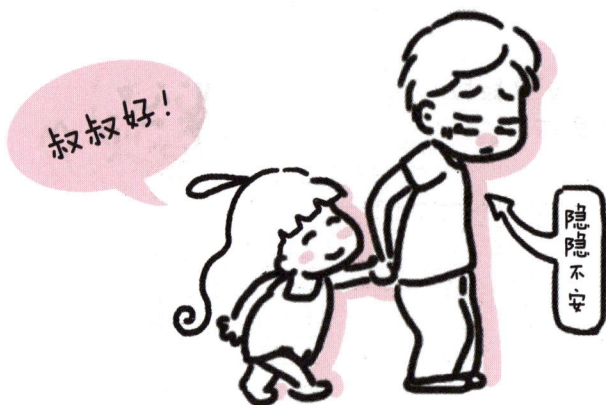

叔叔好！

隐隐不安

小女孩面对明显有暴力倾向的成年人，她没有激烈抗拒而是静观其变，等待机会逃脱。

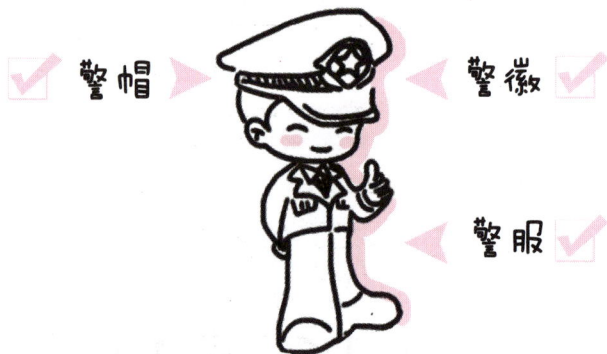

警帽 ✓ 警徽 ✓

警服 ✓

小女孩对警察的外观特征要有清醒的认知。

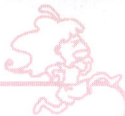

当警察赶到时能够迅速挣脱坏人并跑向警察（或安全区域），并能准确描述被拐过程。

警察叔叔，他是坏人。

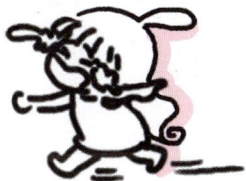

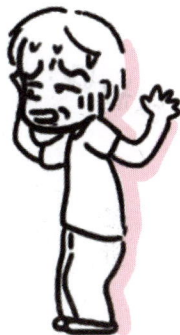

据悉，小女孩的家人在其刚刚会说话的时候就把家人的姓名、电话、学校的住址等重要信息编成儿歌，让其牢记于心。

乖宝贝再唱一遍妈妈教你的儿歌！

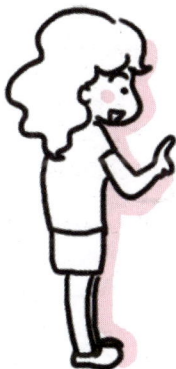

爸爸的名字叫XX，电话号码是XXXX，妈妈的名字叫XX，电话号码是XXXX，学校住址是XXXX。

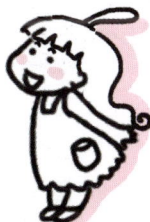

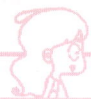

小朋友们，公交车上特别容易出现那种想占你便宜的流氓，要特别小心哦！话说，小凸也遇到过呢！

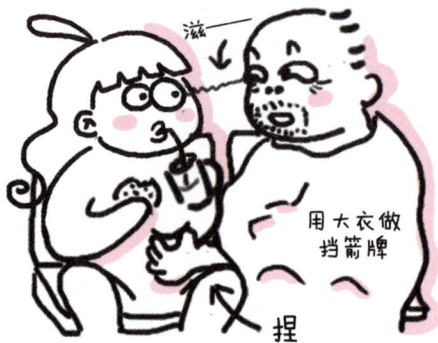

滋

用大衣做
挡箭牌

捏

小凸在慌乱中将一口豆浆喷向了流氓。

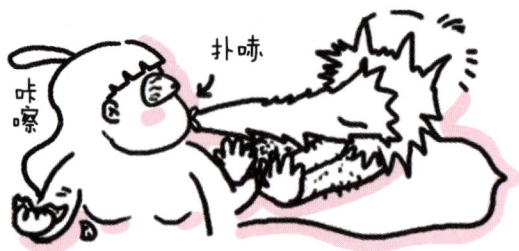

扑哧

咔嚓

你个流氓
暗我的早点 【重点不是这个好吗？】

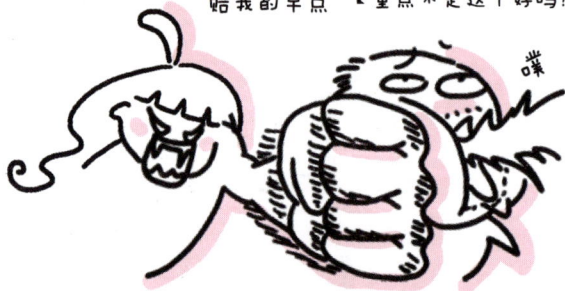

噗

哎，小凸当年就是个吃货啊！

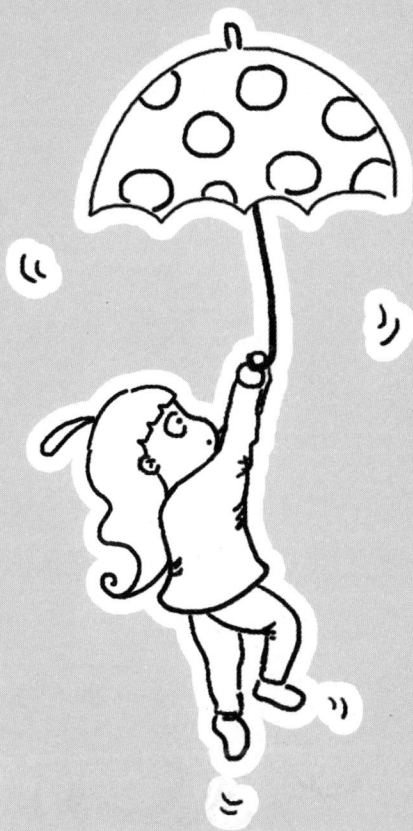

"小雨伞" 的秘密

避孕套

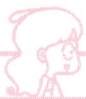

那个神秘的小盒子"无意中"（翻箱倒柜很久）终于被我和妹妹给找到啦！

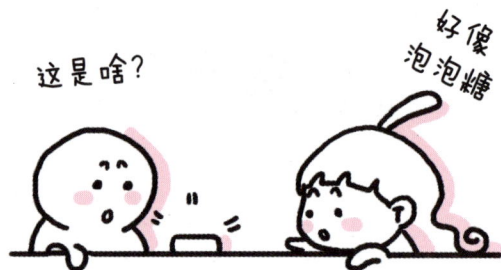

这是啥？

好傻
泡泡糖

按捺不住好奇的心情，我自告奋勇亲手让它重见天日。

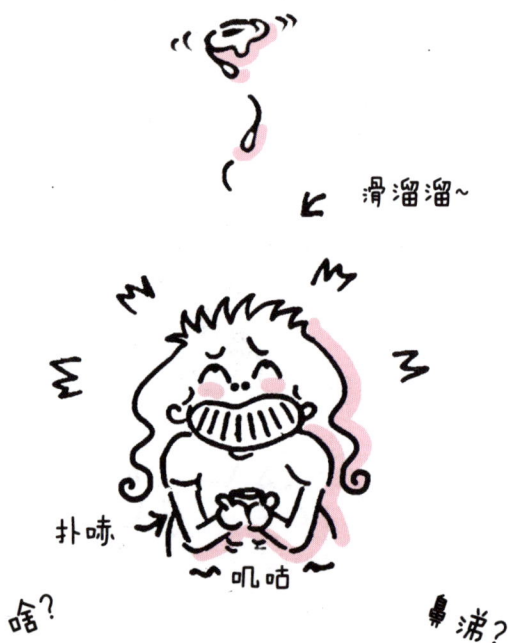

滑溜溜~

扑哧

叽咕

啥？

鼻涕？

经过反复观察对比，我们一致判定此物为——气球。

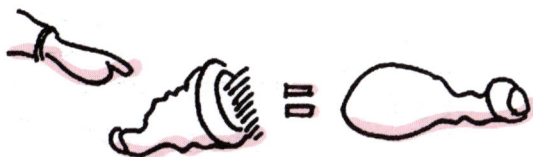

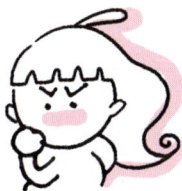

对，就是气球，没错。黏黏的气球。

玩去喽！

快给我回来！

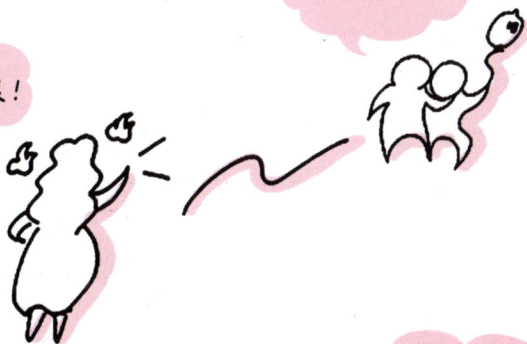

那个根本不是气球。

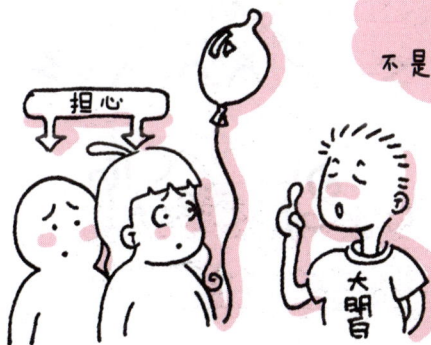

担心

大明

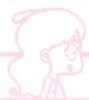

对于避孕套通常的认识：

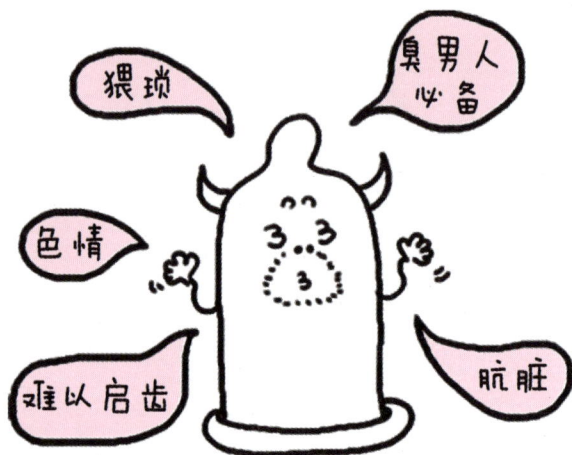

正确认识：

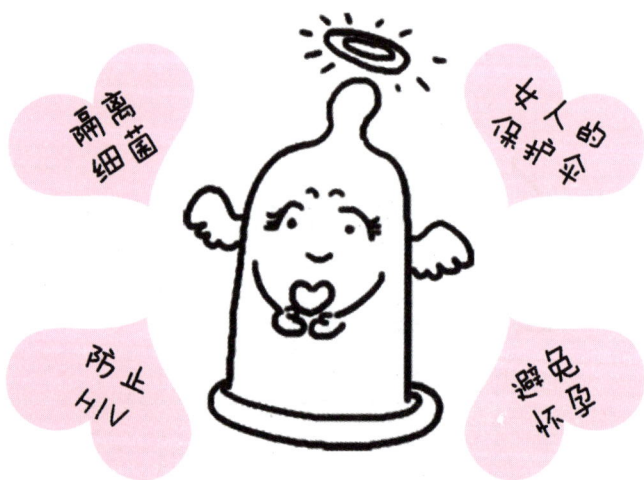

人流的伤害性

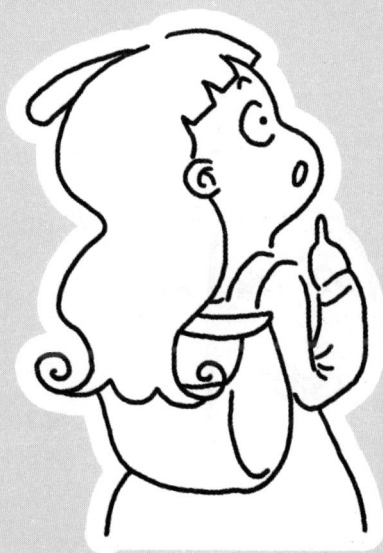

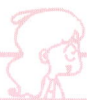

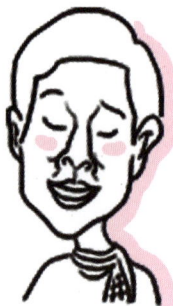

眼睛一闭一睁
孩子没了轻轻松松
【如今，这样的广告比比皆是】

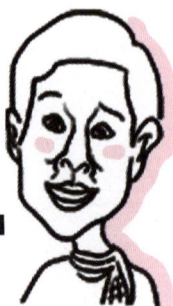

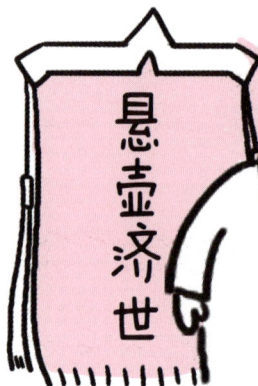

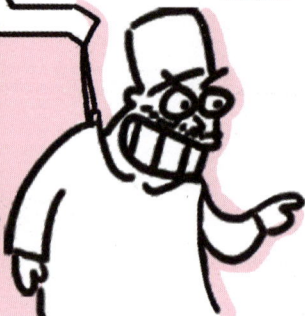

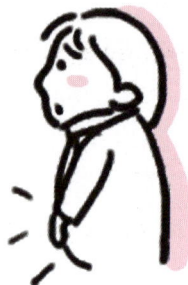

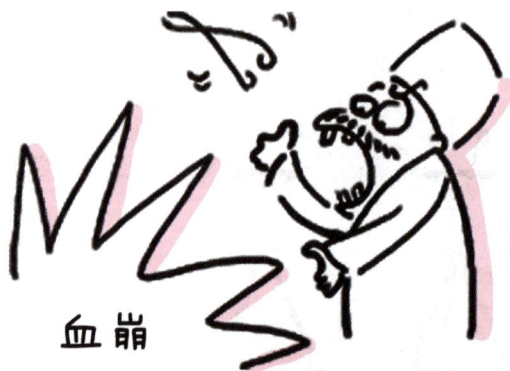

【如今，这样的事情屡屡发生】

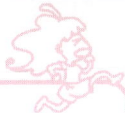

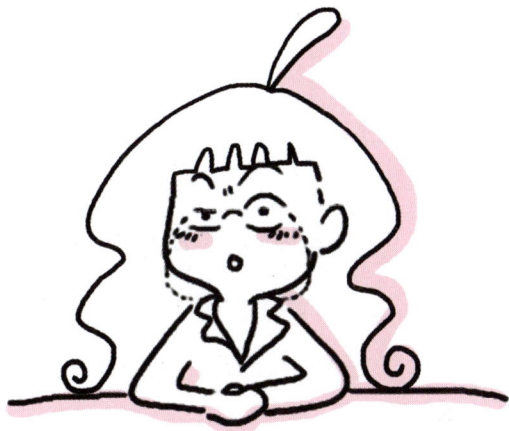

下面小凸会用图解的方式向大家解释人流的过程及其危害。

鸡蛋（胎儿）

玻璃瓶
（阴道及子宫）

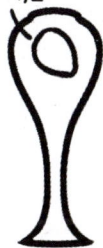

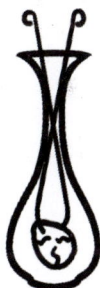

因无法将鸡蛋整个取出，所以需要用剪子将其剪碎。

剪碎后的鸡蛋状态。

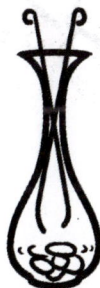

最后从瓶子里取出蛋液及蛋壳，完成人流。

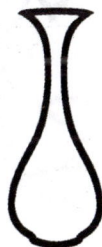

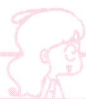

可怕的是人流手术中经常会出现以下情况：

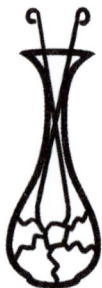

【子宫穿孔】

　　当孕妇子宫位置不好、宫颈发育不良、年龄<20岁，极易发生子宫穿孔。

危害：造成内出血、脏器损伤。

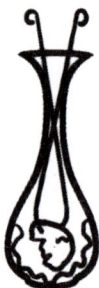

【术后残留】

　　人工流产术后如果有少部分绒毛或蜕膜残留在宫腔内，易发生术后感染。其症状是子宫收缩不良，阴道不规则出血。

危害：易形成子宫内膜息肉。

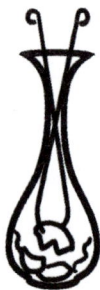

【漏吸】

　　因为子宫的位置不好等原因，医生未能将胚胎组织吸出，使胎儿在子宫内继续生长。

危害：胎儿很可能发育为残疾儿，会给孩子、家庭带来痛苦和负担。

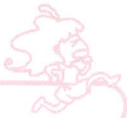

【术后感染】

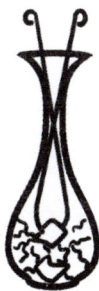

人流手术是在宫腔内操作，宫腔经历引产、药流、人流、刮宫后，极易被细菌、病毒一路经子宫、阴道、尿道、盆腔、输卵管上行而感染各器官。

危害：可能造成永久性的盆腔炎，终生不能治愈。

【大出血】

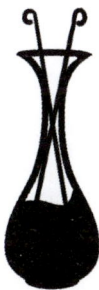

在一些不正规的小诊所或紧急抢救措施不完善的地方做人流手术，极易因为手术中的各种原因而出现大出血现象。

危害：生命危险。

妈妈永远陪着你！

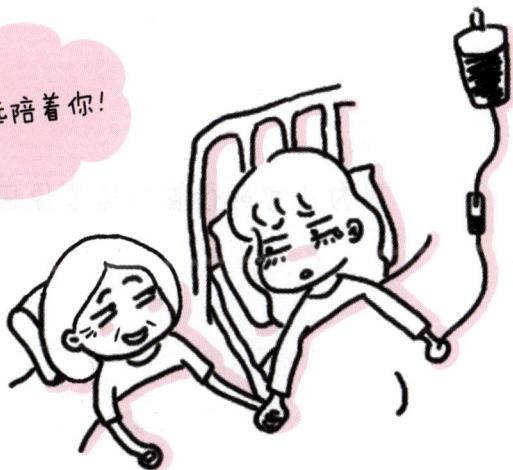

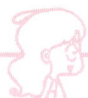

另外，流产给女性带来的其他影响也依然是不可忽视的。

【皮肤松弛、加速衰老】

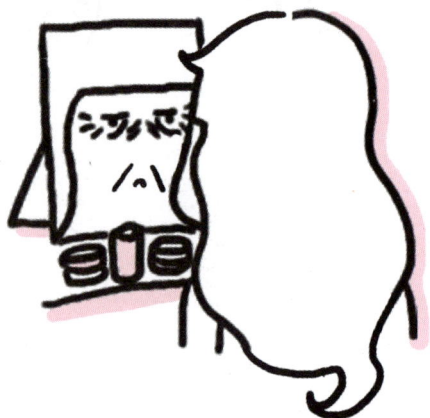

【体质变差，不易怀孕】

我好想要个孩子，我真的好后悔。

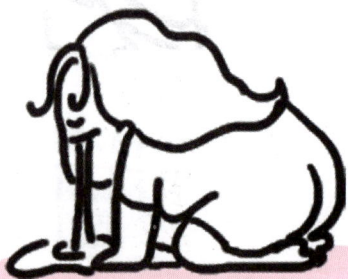

重点来了

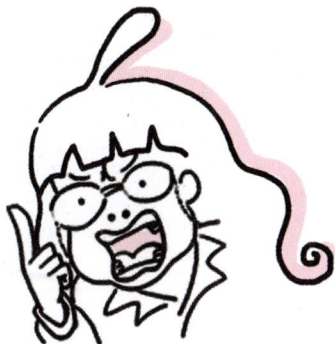

小凸前面讲了人流的危害，这些都可以做为预防少年早孕的知识进行传播。但是，如果因为各种原因导致已经怀孕的你到底该怎么办呢？

首先，你要做的就是不要擅自行动，你要第一时间告诉妈妈，让她帮你解决！

别怕！有妈妈在呢！

妈妈我错了！

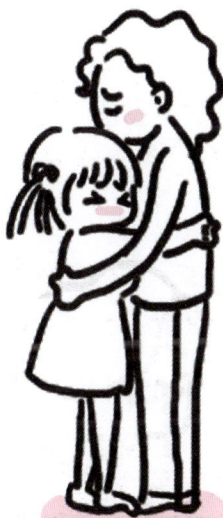

大部分的母亲一定会替你做最好的处理，当然也有一部分不靠谱的家长，请听老朱慢慢道来……

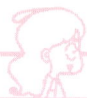

你怎么能做出这种事儿？

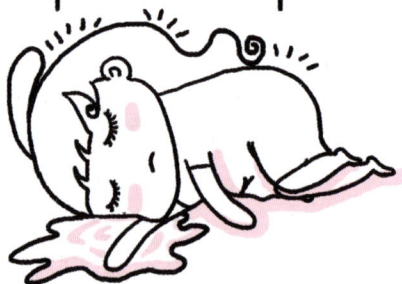

　　第一点就是不要用这种口气跟孩子讲话啊！孩子会觉得家庭没有温暖啊！她会开始怀疑人生的！她会无助自寻他路啊！因为堕胎而活不下去的比比皆是啊！孩子才是最重要的啊！

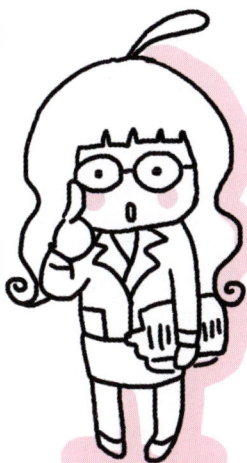

选择正规的医院

选择最佳的时间

做好术前检查工作

术后心理辅导工作

💗 选择正规的医院

因为接受手术的女性年纪偏小，因此在选择手术方案时，要注重手术对子宫的伤害程度。家长必须选择对子宫伤害小的手术方案，切不可盲从胡乱投医，以免对孩子造成二次伤害。而所选的医院必须为国家正规的医疗机构并具备相应的急救设备。

💗 选择最佳的时间

少女做人流手术，一定要尽早，手术时间越晚对女性的伤害越大。青春期少女，如果过了人流最

40~60 天

佳时间就不得不面对引产手术。一般来说，怀孕后40天~60天是人流手术的最佳时间。怀孕时间越长，做人流对人体伤害越大。

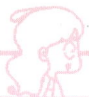

你不是应该在我的肚子里吗？

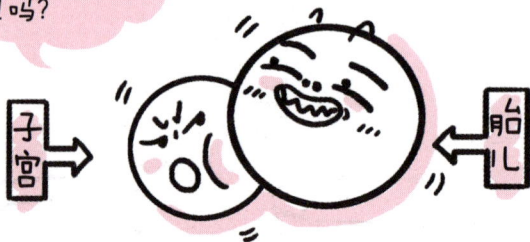

子宫 → ← 胎儿

♥ 做好术前检查工作

手术时必须排除宫外孕（异位妊娠）的可能。因为只有确诊为宫内孕，才能进行人流手术，反之则会给手术者带来不必要的伤害。而B超是检查确诊宫内孕的可靠手段，因此人流术前必须先做B超。

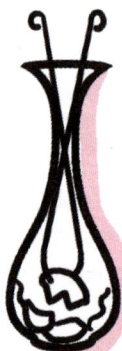

女大王
子宫即将是我们的天下啦
哇……哈哈哈哈！！！
请叫我女王大人

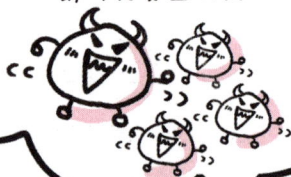

在做人流手术前一定要检查是否有妇科炎症，如果有的话一定要治愈炎症，才能做人流手术。如果情况紧急，也一定要先通过治疗减轻炎症，做完人流手术后需彻底进行治疗，千万不能大意。

💗 术后清洁工作

小贴士：每日用烧开的热水凉成温水清洗阴部。这是每个女孩都应养成的好习惯。

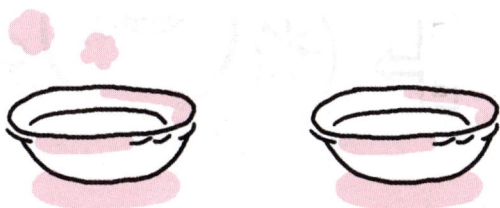

流产后会有出血，大约一周左右。因此要注意外阴卫生，每天需用清水清洗外阴。如果不注意卫生，宫口在流产后是张开的，细菌病毒会经过阴道、宫颈直接上行到子宫腔，发生宫腔感染。

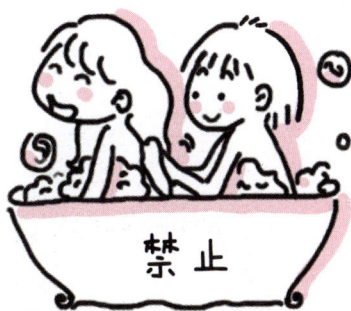

禁止

由于女性特殊的生理结构，细菌还会继续造成输卵管发炎，以及盆腔炎、腹膜炎，甚至败血症，危及生命。因此术后应在一个月内禁止盆浴、禁止游泳。

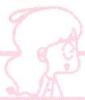

小朋友们要记住，没有什么比你的生命更重要。珍惜自己，爱护家人。

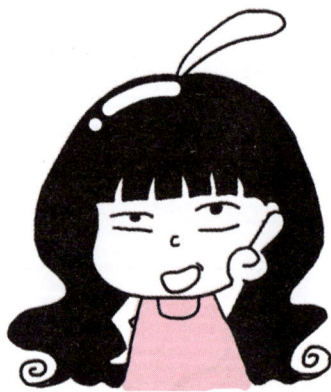

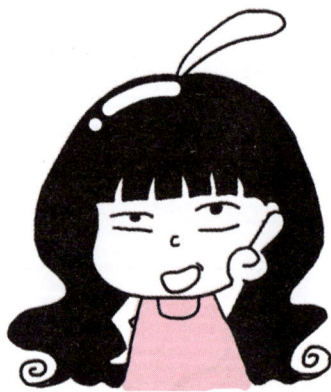

性教育的误区

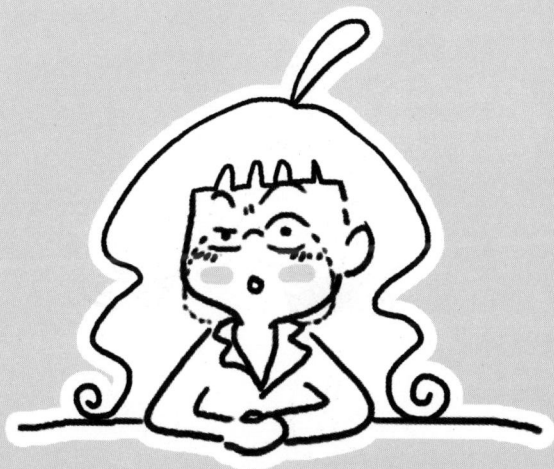

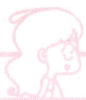

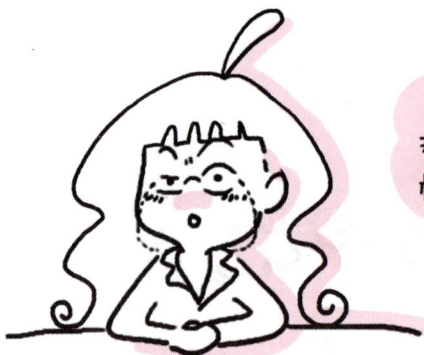

看看，看看，都给孩子逼成啥样了？

下面我来给家长们普及一下关于性教育的六大误区

【误区一】孩子还小，还不懂。

剖析：孩子小，正是进行性教育的时候，这时家长给孩子提供正确的性知识，可以避免孩子盲目地寻找负面的信息，即使看到负面的信息。孩子也能正确对待。等孩子"懂这个"时，家长就只能"亡羊补牢"了。

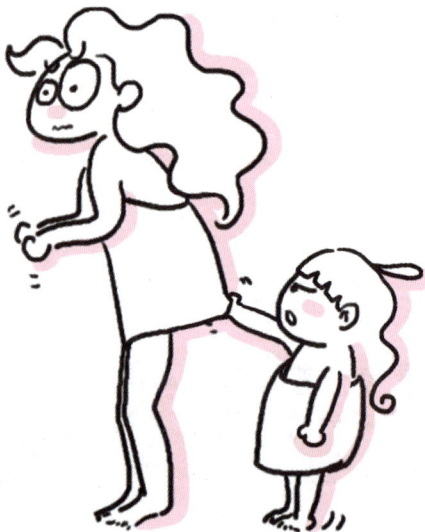

【误区二】孩子不感兴趣，不用教。

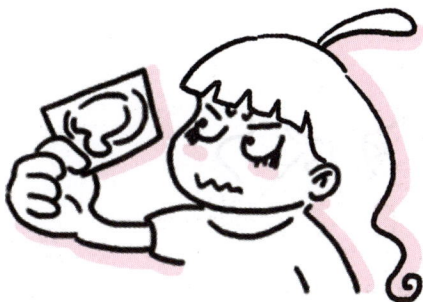

剖析：进入青春期的孩子，性生理必然要发展，性心理必然会出现。孩子在家长面前表现得对性不感兴趣，是双方沟通不良的表现。家长对性的态度使孩子认为在这个问题上和父母没有共同语言。

【误区三】孩子迟早会懂，不用讲。

妈妈，
我怎么了？

剖析：这是家长普遍存在的侥幸心理，实际是对性教育的逃避。只有对孩子进行性教育，才知道孩子有没有问题。很多家长判断有没有问题的标准是学习成绩，却忽略了孩子的心理成长。

【误区四】孩子很单纯，没必要懂。

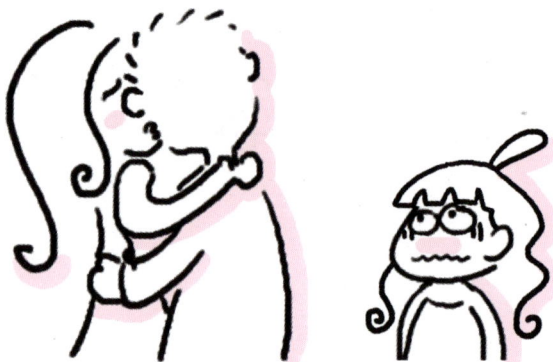

　　剖析：在信息如此开放的时代，让孩子绝对不接触性信息只是家长的一厢情愿，家长应该主动提供正确的引导。

【误区五】孩子会模仿，不应讲。

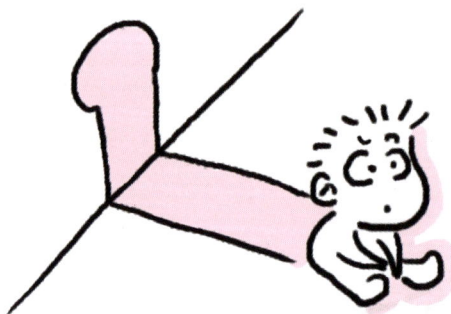

　　剖析：恰恰是适当的性知识教育为孩子揭开了蒙在性上的神秘的面纱，淡化了孩子对性的好奇，避免了孩子的盲目尝试。

【误区六】老师会教，不必讲。

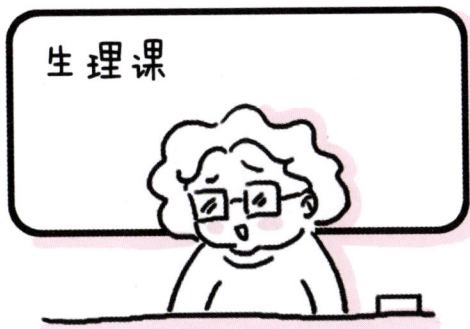

生理课

剖析：最好的性教育是机会教育，在孩子出现与性有关的困惑时进行最好，而这样的机会往往发生在家里，要靠家长的细心观察。再说，学校也不见得能认真对待性教育。

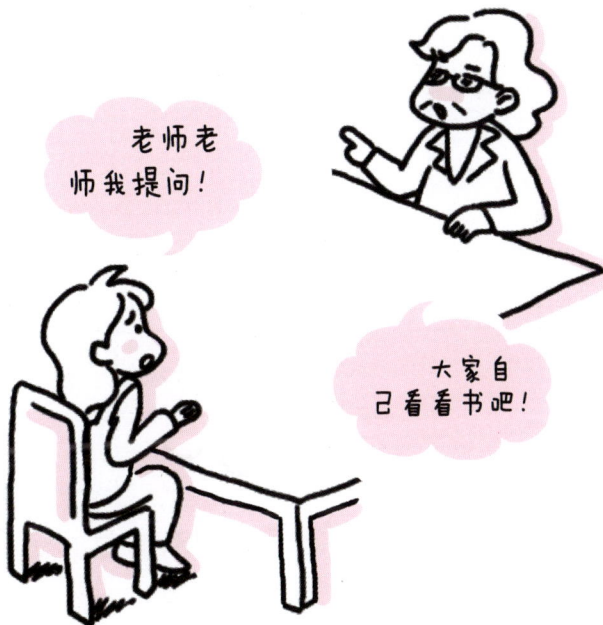

老师老师我提问！

大家自己看看书吧！

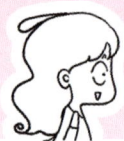

生理周期记录表

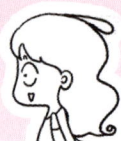

项目		第一天	第二天	第三天	第四天	第五天	备注
一月	日期						
	病症1						
	病症2						
	备注						
二月	日期						
	病症1						
	病症2						
	备注						
三月	日期						
	病症1						
	病症2						
	备注						
四月	日期						
	病症1						
	病症2						
	备注						
五月	日期						
	病症1						
	病症2						
	备注						
六月	日期						
	病症1						
	病症2						
	备注						

【 备注：月经周期大于5天：***；5天整：**；小于5天：* 】

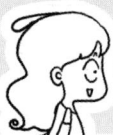

生理周期记录表

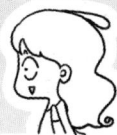

项目	第一天	第二天	第三天	第四天	第五天	备注
七月 日期						
病症1						
病症2						
备注						
八月 日期						
病症1						
病症2						
备注						
九月 日期						
病症1						
病症2						
备注						
十月 日期						
病症1						
病症2						
备注						
十一月 日期						
病症1						
病症2						
备注						
十二月 日期						
病症1						
病症2						
备注						

【备注: 月经周期大于5天: ***; 5天整: **; 小于5天: *】

月经周期对照表

月份项目	一月		二月		三月		四月		五月		六月		七月		八月		九月		十月		十一月		十二月	
	日期	月经	日期	月经	日期	月经	日期	月经	日期	月经	日期	月经	日期	月经	日期	月经	日期	月经	日期	月经	日期	月经	日期	月经
	1		1		1		1		1		1		1		1		1		1		1		1	
	2		2		2		2		2		2		2		2		2		2		2		2	
	3		3		3		3		3		3		3		3		3		3		3		3	
	4		4		4		4		4		4		4		4		4		4		4		4	
	5		5		5		5		5		5		5		5		5		5		5		5	
	6		6		6		6		6		6		6		6		6		6		6		6	
	7		7		7		7		7		7		7		7		7		7		7		7	
	8		8		8		8		8		8		8		8		8		8		8		8	
	9		9		9		9		9		9		9		9		9		9		9		9	
	10		10		10		10		10		10		10		10		10		10		10		10	
	11		11		11		11		11		11		11		11		11		11		11		11	
	12		12		12		12		12		12		12		12		12		12		12		12	
	13		13		13		13		13		13		13		13		13		13		13		13	
	14		14		14		14		14		14		14		14		14		14		14		14	
	15		15		15		15		15		15		15		15		15		15		15		15	
	16		16		16		16		16		16		16		16		16		16		16		16	
	17		17		17		17		17		17		17		17		17		17		17		17	
	18		18		18		18		18		18		18		18		18		18		18		18	
	19		19		19		19		19		19		19		19		19		19		19		19	
	20		20		20		20		20		20		20		20		20		20		20		20	
	21		21		21		21		21		21		21		21		21		21		21		21	
	22		22		22		22		22		22		22		22		22		22		22		22	
	23		23		23		23		23		23		23		23		23		23		23		23	
	24		24		24		24		24		24		24		24		24		24		24		24	
	25		25		25		25		25		25		25		25		25		25		25		25	
	26		26		26		26		26		26		26		26		26		26		26		26	
	27		27		27		27		27		27		27		27		27		27		27		27	
	28		28		28		28		28		28		28		28		28		28		28		28	
	29		29		29		29		29		29		29		29		29		29		29		29	
	30		30		30		30		30		30		30		30		30		30		30		30	
	31				31				31				31		31				31				31	

后记

　　一本书总算突破万难完成了，至今我都如在梦幻中一般。历时近一年的时间，总觉得自己就像打了一场艰难异常的硬仗。从最初纯粹地懊恼邻家妹妹生理知识的匮乏到尝试绘制少儿性教育漫画，然后小心翼翼地在天涯上发帖，到帖子点击率达到一百多万。接下来幸运地被小燕编辑发现，近一年来我们一起经历了报敏感选题的惊心动魄、等待计生委审核的提心吊胆。她总说，给小孩子做的图书一定要仔细严谨、慎之又慎，不能出一点差错，因为这其中的每一句语法、每一个论点都可能对小朋友造成影响。

　　在此，也要感谢南京大学出版社的老师们，他们帮我审核稿子、联系媒体、策划宣传。没有他们，大家也就看不到这本漫画书。

　　今年八月份自己开始给微博"锄草"，从天涯的"老朱"转变成微博里善解人意的"朱小凸"。自己也从默默无闻渐渐变得有人喜欢。我一直不明白自己到底想要什么，想过什么样的生活。现在心落了地，我开始脚踏实地做自己喜欢的事。我想把一些话告诉你们，把一些人生的真实告诉你们。这就是我选择画漫画的动力，就这么简单。

　　忽然想说说小董，写本自传、感动中国一直是她的梦想，她经常绣着十字绣忽然转过头问我："姑娘，你说我要是学会游泳然后去救人是不是就能感动中国了。"前阵子我特别郑重地邀请她为我人生的第一本书写序，她哽咽了，第二天便塞给我满满五篇手写稿。我就知道她肯定高兴地一夜没睡，她就是这样一个率真而又容易满足的女人，而这个女人也陪伴了我最懵懂无知的青葱岁月。

　　幸福其实往往比我们所想象的要简单很多。年少的我们莽撞冲动，以为不把所有复杂的不幸都给探索经历一遍，不把所有该摔的跤都摔一遍，不把所有的山都给爬一遍，我们就没法相信其实山脚下那块巴掌大的树荫下就有幸福。

　　而爸爸妈妈就是我们那块巴掌大的树荫，是我们一穷二白还能回去的故乡。

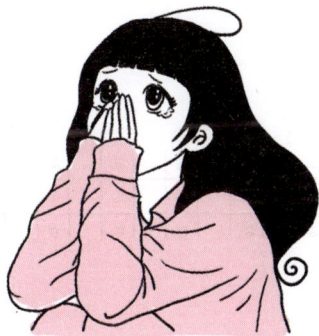

图书在版编目(CIP)数据

那些爸妈不敢提的事儿/朱大萍著.--南京:南京大学出版社,2013.12

ISBN 978-7-305-12511-9

Ⅰ.①那… Ⅱ.①朱… Ⅲ.①生理卫生—青年读物② 生理卫生—少年读物 Ⅳ.①G479-49②R16-49

中国版本图书馆CIP数据核字(2013)第281355号

出版发行 南京大学出版社
社　　址 南京市汉口路22号　　　　邮编　210093
网　　址 http://www.NjupCo.com
出 版 人 左　健

书　　名 那些爸妈不敢提的事儿
著　　者 朱大萍
责任编辑 陆　燕　　　　编辑热线　025-83592146

照　　排 南京紫藤制版印务中心
印　　刷 南京新洲印刷有限公司
开　　本 880×1230　1/32　印张 4.375　字数 100千
版　　次 2013年12月第1版　2013年12月第1次印刷
ISBN 978-7-305-12511-9
定　　价 20.00元

发行热线 025-83594756
电子邮箱 press@NjupCo.com
　　　　　　sales@NjupCo.com(市场部)